Gabriele Rossbach

Das Schreibtisch-Workout

Mit leichten Yogaübungen fit und entspannt
durch den Berufsalltag

REDLINE | VERLAG

Bibliografische Information der Deutschen Nationalbibliothek
Die Deutsche Nationalbibliothek verzeichnet diese Publikation in der Deutschen Nationalbibliografie. Detaillierte bibliografische Daten sind im Internet über http://dnb.d-nb.de abrufbar.

Für Fragen und Anregungen:
info@redline-verlag.de

1. Auflage 2019

Nymphenburger Straße 86
D 80636 München
Tel.: 089 651285-0
Fax: 089 652096

Redaktion: Silvia Kinkel, Königstein
Umschlaggestaltung: Manuela Amode, München
Umschlagabbildung: shutterstock.com/fourphotography, Sudowoodo; Cartoons und Grafikvorlagen von Gabriele Rossbach
Satz: inpunkt[w]o, Haiger (www.inpunktwo.de)
Druck: GGP Media GmbH, Pößneck
Printed in Germany

ISBN Print 978-3-86881-766-9
ISBN E-Book (PDF) 978-3-96267-154-9
ISBN E-Book (EPUB, Mobi) 978-3-96267-155-6

Weitere Informationen zum Verlag finden Sie unter
www.redline-verlag.de
Beachten Sie auch unsere weiteren Imprints unter www.m-vg.de

Inhalt

Praxisverzeichnis

Audioverzeichnis

Einleitung

Was um alles in der Welt ist denn ein »Schreibtisch-Workout«? Sollen wir im Kreis durch das Großraumbüro joggen, einen Kopfstand auf dem Büroschreibtisch machen und anschließend »OM!« singen? Ein Nagelbrett auf den Bürostuhl legen?

Wenn Sie möchten, gern.

Aber im Ernst: natürlich nicht, hier geht's weder um Akrobatik noch um Askese, im Gegenteil.

Regeneration und Tiefenentspannung im Job sind zuallererst genussvoll! Und – ganz wichtig! – so dezent und unauffällig, dass Sie sämtliche Übungen auf Ihrem Bürostuhl praktizieren können, sogar mit Kollegen um sich herum und im Großraumbüro.

Außerdem fällt die Praxis kurz und knapp aus: Ihre meditative Wellnesssession dauert nur 1 bis 10 Minuten (es sei denn, Sie versinken so tief in Ihr inneres Wohlbefinden, dass Sie nicht aufhören möchten).

Was bringt Ihnen das?

Das Schreibtisch-Workout coacht Sie nicht nur körperlich, sondern auch psychisch und mental:

Erstens ist nach der Anwendung eine wohlige innere Ruhe und ein angenehmes Zufriedenheitsgefühl garantiert.
Zweitens lockern sich Ihre verspannten Hals-, Nacken- und Rückenmuskeln.

Drittens tauchen Sie mit frischer Energie und mit besserer Laune wieder auf. Sie sind wieder ganz bei sich selbst.
Viertens haben Sie einen klaren Kopf und können sich besser konzentrieren. Nach ein bisschen Training wird beispielsweise manch einer verwundert feststellen, dass der Lärmpegel in der S-Bahn oder im Großraumbüro überhaupt nicht so hoch ist, wie man immer meinte. Statt genervt zu sein, ruht man friedlich in sich selbst.
Fünftens: Neben der Steigerung Ihres Selbstwertgefühls und Ihres Selbstbewusstseins entwickelt sich Resilienz. Das heißt, Sie fühlen sich nicht nur zunehmend wohl in Ihrer Haut, sondern werden allmählich zum »Fels in der Brandung«, mit einem inneren Frieden, der Ihre Gesundheit und Fitness auf allen Ebenen fördert, unter anderem durch ruhigen, erholsamen Tiefschlaf.
Last, not least kommt ein psychologisches Coaching hinzu, mit Informationen, die Sie insgesamt leistungsfähiger machen. Zum Beispiel wird Sie das simple Rezept des Harvard-Professors Archor überraschen, das er aus seinen jahrzehntelangen internationalen Studien zum Thema Erfolg entwickelt hat.
Unsere Herangehensweise ist ganzheitlich. Das Grundprinzip lautet: Wir brauchen *konkrete* Methoden, die effizient wirken, dabei simpel und kurz sind und die sofort guttun. Die Spaß machen!

Also eine Eier legende Wollmilchsau? Ganz genau!

Aber vielleicht sind Sie bereits beim Blick ins Inhaltsverzeichnis erschrocken: »Was, all diese Übungen soll ich machen?« Keinesfalls! Dieses Buch ist eine Art prall gefüllter »Werkzeugkasten« für Sie, und Sie können mal das eine Werkzeug nutzen, mal ein anderes. Sie dürfen also nach Herzenslust stöbern und auswählen, was Sie gerade gut brauchen können. Haben Sie oft Kopfschmerzen oder Kopfdruck? Dann sind unter anderem die Akupressurpunkte eine unauffällige Möglichkeit, die Stress-Verspannung im Kopf zu lösen und wieder klar und fokussiert zu sein.

Sind Sie ab mittags schlapp und nicht mehr sonderlich konzentrationsfähig? Dann liefert Ihnen das Kapitel »Energieschub – besser als Kaffee!« frische Energie und Konzentration.

Quälen Sie sich mit Rücken- oder Nackenschmerzen? Dann integrieren Sie die unauffälligen Wohlfühldehnungen aus dem Kapitel »Yoga-Workout am Schreibtisch« in Ihren Arbeitsalltag.

Sie finden zum Relaxen auch geführte Entspannungsmeditationen als Download zum Anhören, außerdem Hinweise, wie Sie Ihren Schlaf verbessern können, wie Sie Ihr Durchsetzungsvermögen und Selbstbewusstsein steigern und vieles mehr, bis hin zum Umgang mit Mobbing. Kurzum alles, was Sie in Ihrem Büroalltag brauchen können, um fitter, fröhlicher und erfolgreicher zu sein.

Auf jeden Fall sollen und dürfen Sie herumstöbern, blättern und sich einzelne Übungen aus den Kapiteln herauspicken. Sie müssen das Buch auch nicht unbedingt chronologisch lesen, sondern können die Tipps querbeet ausprobieren und genießen.[1]

Gelassenheit am Arbeitsplatz

Gelassenheit ist eine Eigenschaft, durch die Zufriedenheit, Erfolg und Lebensfreude gedeihen. Wer sich im Gegensatz dazu allzu leicht aufregt oder ärgert, sabotiert seine gute Laune – und seine Beliebtheit obendrein. So weit nichts Neues.

Aber was, wenn die Kollegin, der man immer einen Kaffee mitbringt, morgens an einem vorbeirauscht, ohne auch nur »Guten Morgen!« zu sagen? Und dann einer anderen Kollegin einen

1 Liebe Leserinnen und Leser, bitte haben Sie Verständnis, dass fast immer die männliche Form gewählt ist (der Chef, der Mitarbeiter, der Mobber und so weiter), um den Textfluss nicht zu unterbrechen. Selbstverständlich ist das unisex gemeint und schließt uns weibliche Wesen immer mit ein. Sonst müssten Sie grässliche Sätze lesen wie: »Wenn der/die ChefIn Ihnen zu viel zumutet, sollten Sie ihm/ihr und Ihren KollegInnen sachlich mitteilen, dass sie/er ...« Geht gar nicht, oder?

Kaffee bringt? Ärgerlich. Nur eine Kleinigkeit, aber Sie ärgern sich trotzdem, grübeln, wieso sie sich so verhält. Haben Sie vielleicht etwas falsch gemacht? Am Ende beschließen Sie vielleicht, dass diese Kollegin eben eine Zicke ist. Und dass Sie ihr nie mehr einen Kaffee mitbringen werden. Eine konsequente Entscheidung, aber die gute Laune ist erst einmal dahin.

Jeder von uns ärgert sich über solche Kleinigkeiten, obwohl man lieber gelassen in sich selbst ruhen und dem Geschehen keine Bedeutung beimessen sollte. Man muss der Kollegin von nun an vielleicht nicht *immer* einen Kaffee mitbringen.

Scheinbar klar, aber leichter gesagt als getan. Tatsächlich gehört es zu den anspruchsvollsten Übungen, gegenüber solch kleinen »Fehlverhaltens« gleichmütig zu bleiben. Denn wir sind nun mal soziale Wesen, wir möchten gemocht werden und tun auch vieles dafür. Und wir mögen die meisten anderen ja schließlich auch. Bis vielleicht auf ... na ja, diese neue Kollegin hat aber auch wirklich nichts anderes im Kopf, als immer engere Outfits zu tragen und mit dem Chef zu flirten. Eingebildete Ziege. Der würde man bestimmt keinen Kaffee mitbringen.

Falls Sie nun in sich hineingrinsen, sind Sie auf der richtigen Fährte. Denn es ist gar nicht immer einfach, von allen gemocht zu werden, vor allem nicht, wenn man sich authentisch verhält.

Was tun ...?

Welche Kollegen und Kolleginnen sind denn am beliebtesten? Na klar, es sind diejenigen, die den anderen so leicht nichts verübeln und friedfertig in sich selbst ruhen – und niemandem auf den Schlips treten (und nicht permanent mit dem Chef beziehungsweise der Chefin flirten). Unkomplizierte Naturen also, die immer für eine kleine Alberei zu haben sind. Die andererseits aber durchaus klar ihre Meinung vertreten, wenn ihnen etwas ungerechtfertigt erscheint.

Der Umkehrschluss ist simpel. Wenn es uns gelingt, unkompliziert, authentisch und gelassen zu sein, friedfertig – ohne uns ausnutzen zu lassen – wenn wir gern lachen und andere zum Lachen bringen, erhalten wir sicherlich die meisten Angebote, einen Kaffee mitgebracht zu bekommen.

Die Übungen, um diese Haltung zu etablieren, wenn wir nicht von Natur aus damit gesegnet sind, basieren auf der geistigen UND emotionalen Entspannung. Sie können sie jeden Tag in einer kurzen Pause durchführen.

Genussvoll auftanken – im Büro!?

Erholung ... im Büro? Na klar, denn gerade da brauchen wir Regeneration! Genau dort möchten wir leistungsfähig sein. Effizient, konzentriert, gut gelaunt. Entspannt und gelassen in unserem Job. Beliebt und zufrieden.

Und was macht der Alltag mit uns?

Wir haben mal wieder zu wenig geschlafen, jetzt muss ein Kaffee her. Ein Kollege nervt ständig mit einem zusätzlichen Projekt, für das wir keine Zeit haben, der Lärm im Großraumbüro stresst, der Nacken verspannt sich schon wieder. Zwei Kollegen sind erkrankt, aber der Chef braucht die Unterlagen bis zum Nachmittag, also springen wir ein. Dabei wartet noch dringende Arbeit vom Vortag. Schon am Vormittag schlechte Laune. Der Magen zieht sich zusammen, Lustlosigkeit trübt die Konzentration, wird ergänzt von Unruhe, wie das alles zu schaffen sein soll, aber irgendwie müssen wir da jetzt durch.

Müssen wir?

Nein, nicht »irgendwie« und um jeden Preis. Nicht in einer derart gestressten und energielosen Verfassung. Denn so sind wir weder leistungsfähig noch sonderlich erfolgreich. Das Immunsystem schwächelt, und wir werden anfälliger für Krankheiten.

Wussten Sie, dass vor allem junge und ambitionierte Frauen unter psychischen Problemen und Schlafstörungen leiden? Oft liegt der Grund darin, dass sie zu viel Arbeit übernehmen, sich zu viel aufhalsen lassen, sich nicht abschirmen und Stress nicht abblocken können.

Um typischen Büro-Alltagsstress zu entschärfen, genügt daher **nicht nur** physische Entspannung oder Akupressur oder Yogadehnung.

Was guttut, ist unter anderem die Fähigkeit, ebenso liebenswürdig wie unbestreitbar »Nein« sagen zu können. Oder zu delegieren – eine Arbeit freundlich und souverän an jemand anderen weiterzugeben.

Psychische Pflege

Wahrscheinlich sind Sie der Meinung, dass Sie doch aber gut für sich sorgen, oder?

Schließlich fahren Sie ein cooles Auto, gönnen sich Ihre Lieblingssportart, kaufen sich schöne Klamotten und angenehme Düfte, verwöhnen sich mit leckerem Essen, chillen abends auf Ihrem gemütlichen Sofa, schauen Fernsehen und simsen Ihren Freunden, gekrönt von allerlei Entertainment und Genussmitteln. Ihren Körper duschen und pflegen Sie jeden Tag und kleiden ihn gut.

Dagegen ist keinesfalls etwas einzuwenden, im Gegenteil, Erholung und Pflege haben Sie sich unbedingt verdient. Aber wann haben Sie Ihre Psyche zuletzt geduscht? Schrubben Sie negative Gefühle gelegentlich mit einem Peeling ab? Cremen Sie Ihre gereizte Seele mit einer duftenden Lotion ein, damit sie wieder weich und geschmeidig wird? Ziehen Sie der Psyche ein schickes, dickes Fell über, an dem Widrigkeiten abprallen? Mit welcher köstlichen Nahrung regenerieren Sie Ihre Seele?

Ach was, das ist doch nicht nötig, meinen Sie? Die Seele sollte schon irgendwie klarkommen, sich selbst entrümpeln und reinigen und pflegen. Ohne Nahrung, ohne Schutz, ohne Pflege, ohne Beachtung. Vollgerümpelt mit Ärger und negativen Gedanken. Nicht Ihr Ernst!?

Wenn in Ihrem Leben ansonsten alles bestens läuft, im Job und privat, wenn Ihre Freunde Ihnen guttun, wenn Hilfe und Unterstützung vorhanden sind und wenn Sie zudem super schlafen, dann ist alles in Ordnung. Dann ist Ihre Psyche wohlgenährt, kommt mit Stress klar und Sie sind bester Stimmung.

Diese Zeiten lieben wir, aber jeder von uns kennt auch die Ausfälle mindestens eines positiven äußerlichen Aspekts. Jeder erlebt immer wieder Situationen, in denen einem alles zu viel wird oder Dinge schiefgehen. Und was, wenn nicht alles reibungslos funktioniert? Wenn die Kollegin ein subtiles Mobbing anzettelt, ein Hexenschuss quält? Wenn der Vater erkrankt, der Chef zu viel fordert und der Partner fremdgeht? Wir können nicht alle äußeren Umstände bestimmen, die Laune sinkt, wir sind unzufrieden, frustriert und schlecht gelaunt, wir hadern verbiestert mit dieser belastenden Situation.

So gerät die fragile emotionale Balance ins Wanken. Womöglich ärgern wir uns auch noch genau darüber. Aber genauso gut könnten wir obendrein eine Tasse Gift trinken. Und zu allem Überfluss wacht man mitten in der Nacht auf, beginnt zu grübeln und das Problem hin und her zu wälzen. Dabei taugt Schlafmangel selten zur Problemlösung, das wissen wir natürlich und wollen schnell wieder einschlafen, aber das geht erst recht nicht. Halbstündlich blicken wir entnervt auf den Wecker, um gegen fünf Uhr morgens endlich in Tiefschlaf zu versinken. Kurz darauf reißt uns der Wecker gnadenlos in den Tag. Müde und unwillig. Wann ist endlich Samstag? Wir quälen uns erschöpft aus dem Bett und wünschen, der Tag sei schon vorüber.

Die Psyche liefert ausgerechnet dann nicht genügend erholsamen Schlaf, wenn wir es am dringendsten brauchen, sie liefert daraufhin erst recht nicht die nötige Belastbarkeit, die erforderliche Leistungsfähigkeit und die erwünschte Lebensfreude schon gar nicht. Verbissen arbeiten wir an den äußeren Umständen, laufen aber Gefahr, in einen Teufelskreis der Erschöpfung und Unzufriedenheit zu geraten.

Manchmal vermögen wir die äußerlichen Probleme tatsächlich schnell zu lösen und die Umstände zu verbessern – noch mal Glück gehabt! Aber wenn nicht? Früher oder später hängt jeder von uns in dem einen oder anderen Desaster fest. Und dann gibt es nur noch eine einzige Chance – nach innen zu gehen. Sich von innen heraus zu regenerieren und zu harmonisieren, egal, wie mies es gerade läuft. Den Seelenfrieden TROTZ widriger Umstände wiederherzustellen, sich guten Schlaf zu ermöglichen und die Seele aufzutanken.

Der Seele ein megadickes Fell anzuziehen, wird plötzlich wichtiger als jedes Klamottenshopping. Die Psyche zu reinigen und »einzucremen«, wird mindestens so wichtig wie die Körperpflege.

Die gute Nachricht ist, dass es genau dafür simple, kompakte und wirkungsvolle Methoden gibt, die überall funktionieren – am Arbeitsplatz, im Großraumbüro, auf der Fahrt im Zug oder im Auto an jeder roten Ampel.

Es gibt eine Reihe praktischer Übungen, die Sie alle (bis auf das Power Posing) einfach auf Ihrem Bürostuhl und überall sonst durchführen können – und zwar kurz, knapp und wirkungsvoll.

»Jede Jeck is anders«, sagt der Kölner

... und genauso lautet die Devise dieses Buches. Das nur als Vorwarnung, damit Sie nicht über die *Vielzahl* der Übungen und Strategien erschrecken. Nein, Sie müssen nicht alle durchführen!

Tatsächlich ist es effizienter, nicht zu viele Kapitel auf einmal zu lesen, denn Sie finden so viele verschiedene und wirkungsvolle Übungen, dass Ihnen sonst der Kopf schwirrt und Sie sich nicht entscheiden können!

Stöbern Sie besser im Inhaltsverzeichnis, lesen Sie den Text gezielt und portionsweise, picken Sie sich ab und zu etwas heraus, das Sie anspricht. Probieren Sie aus. Fühlen Sie in sich hinein. Tut Ihnen das gut? Wenn ja, machen Sie die Übungen eine Zeit lang täglich, wenn Sie möchten, auch mehrmals, zumal alle Übungen sehr kurz sind.

Legen Sie das Buch dann wieder eine Weile zur Seite. Reizüberflutung nützt Ihnen nichts, aber wenn Sie einzelne Kapitel nach und nach lesen, werden Sie Ihr individuelles Coaching finden, mit genau den Übungen, mit denen SIE etwas anfangen können. Ansonsten laufen Sie Gefahr, sich überfordert zu fühlen.

Vergleichen Sie die Fülle mit einem Besuch im Designerladen, mit einem unbegrenzten Shoppinggutschein. Sie dürfen stöbern, aussuchen, anprobieren und ausprobieren, sollten aber nur das mitnehmen, was Ihnen gefällt und genau passt.

Das Repertoire ist allein deshalb schon sehr reichhaltig, weil der eine seine Stimmung anheben möchte, der Nächste braucht dringend einen Energieschub und der Dritte stöhnt wegen Kopfschmerzen durch den verspannten Nacken. Und manch einer möchte einfach nur den Kopf wieder frei bekommen oder generell ruhiger und gelassener sein.

All das liefern die kurzen Workouts – Konzentration und gute Laune, Gelassenheit und Energie, tiefen Schlaf, Resilienz und ein gutes Selbstwertgefühl. Eins zeichnet alle Werkzeuge aus: Sie sind kurz, trotzdem effizient und überall und jederzeit anwendbar.

Unsere Schatzkiste namens Unterbewusstsein ist nämlich ausgesprochen zugänglich für diese wirksamen »Tools«, so nennen Therapeuten die heilsamen Werkzeuge für das seelische und körperliche Wohlbefinden. Das Potenzial unseres Unterbewusstseins ist aber leider meistens ungenutzt, weil wir gar nicht wissen, was da schlummert. In dieser Schatzkiste dürfen Sie hier nach Herzenslust kramen und sich Ihren individuellen Werkzeugkasten zusammenstellen.

Und was ist mit dem inneren Schweinehund?

Und schon ist er auf den Plan gerufen ... »Ich hab keine Zeit für Übungen«, meldet sich eine vertraute innere Stimme. Manchmal sagt die Stimme auch: »Ja, ja, später, ich muss erst noch die E-Mail beantworten.« Oder sie verscheucht die womöglich aufwendigen Prozeduren sofort: »Ach nööh ... keine Lust! Vielleicht ein anderes Mal.« Und so weiter.

Wem gehört diese Stimme? Klar, unserem alten Freund – dem inneren Schweinehund.

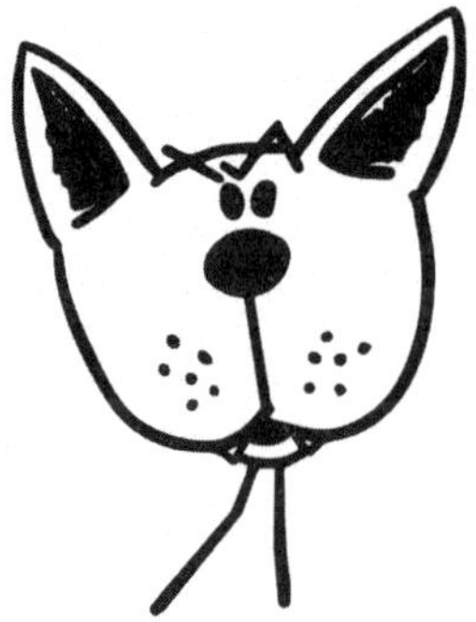

Und dieser ebenso kritische wie bequeme Bursche darf ruhig mitlesen, diese Message ist auch für ihn bestimmt, schon allein deswegen, weil wir seine Kooperation brauchen. Ohne ihn läuft's bekanntlich nicht, er wacht nun mal achtsam darüber, dass wir uns nicht mehr Pflichten aufhalsen als unbedingt nötig. Guter Job, eigentlich. Aber wir werden ihn überzeugen, indem wir relaxtes Wohlbefinden liefern, das liebt er schließlich über alles. Das oberste Prinzip unserer Business-Wellnessstrategien lautet daher: Es tut gut und macht Spaß!

Und was genau findet sich in der prall gefüllten Schatzkiste der Wellness-Tools?

Kategorie eins: wohlige, behagliche Entspannung des Körpers – überall und jederzeit. Klassische Entspannungstechniken wie autogenes Training oder Entspannung nach Jacobson ermöglichen in der Kurzversion sogar Tiefenentspannung auf dem Bürostuhl. Tschüss, stressiges Cortisol und Adrenalin! Leistung bringen wir locker, und zwar ohne Stress, dafür mit Gelassenheit und Konzentration!

Kategorie zwei: vitale Energie aufladen. Das geht total schnell. Einfache Atemtechniken aus dem Yoga sind großartige Möglichkeiten zur sofortigen Energetisierung der Hirnzellen und des Blutkreislaufs, also des ganzen Körpers. Die Magie des Sauerstoffs!

Kategorie drei: wohlige Entspannung der Seele, Gelassenheit und innerer Frieden. Mit kurzen meditativen Übungen harmonisieren wir die Emotionen und machen uns robust und stabil, »resilient« gegen Stress und Widrigkeiten.

Kategorie vier: »Ich finde mich gut!«-Wellness. Die Werkzeuge dazu stammen aus der Psychotherapie des NLP und aus dem ACT – einer mindestens genauso effizienten

Psychotherapie. Die Psyche wird aufgebaut mit wohltuender Selbstliebe und klarem Selbstbewusstsein. Auch Selbstachtung und SelbstBEachtung gehören in diesen Bereich.

Kategorie fünf: unsere Neurotransmitter. Wir können wohltuende Botenstoffe im Überfluss in Umlauf bringen! Psyche und Gehirn sind undefinierbar miteinander verwoben, und die Wellnessdrogen, die das Gehirn herstellen kann, sind für unser Befinden unübertrefflich. Den Gehalt an Dopamin, Serotonin, Endorphinen und Oxytocin können wir bewusst stimulieren, aber leider auch unbewusst sabotieren. Sind wir nämlich von Stresshormonen wie Cortisol und Adrenalin überflutet, dann können die Wellnessbotenstoffe nicht fließen. Außerdem wird dadurch das Melatonin, unser Schlafhormon, blockiert, sodass wir uns trotz aller Gestresstheit und Erschöpfung nicht einmal durch wohltuenden Schlaf erholen können.

Können Sie sich vorstellen, dass Sie durch Ihre Gedanken die absolute Macht über dieses geheime Labor in Ihrem Gehirn besitzen? Übrigens besteht unser »innerer Schweinehund« auf neurowissenschaftlicher Ebene aus purem Dopamin. Wird Dopamin freigesetzt, sagt eine Stimme in unserem Kopf: »Super! Noch mal machen!« Ohne Dopamin – keine Motivation: »Keine Lust!« Dopamin ist also einer unserer Schlüssel, eine unserer Wellnessdrogen, vom Gehirn in Umlauf gebracht. Mit seinem Komplizen, dem Serotonin, fühlen wir uns absolut wunderbar. Entspannt, zufrieden, motiviert und heiter. Bringen wir es also großzügig in Umlauf, unser Glückspendendes Serotonin und unseren Power-Stoff Dopamin!

Kategorie sechs: Selbstcoaching: Wer mag, intensiviert seine entspannenden oder vitalisierenden Wellnesspausen mit einer wohltuenden Atem-Affirmation oder einer kurzen meditativen Visualisierung.

Kategorie sieben: All diese Strategien werden gekrönt von Ihrer Zentrierung. Es handelt sich dabei um Ihre Präsenz, um Ihre Ich-Kraft, Ihr Selbstgewahr-Sein, Ihre Selbst-Bewusstheit. Und das ist Ihr vielleicht machtvollster Schlüssel – zu Erfolg, Effizienz, Lebensfreude, Belastbarkeit. Endlich ganz bei sich selbst sein! Sie genießen sich selbst und werden darüber ausgesprochen charismatisch. Und innerlich so harmonisch, dass Ihr Sozialverhalten automatisch noch freundlicher ausfallen wird.

Zu jeder Kategorie gibt es mehrere Übungen. Experimentieren Sie ein bisschen. Sie werden Ihren Mix schnell finden!

Übrigens, wie geht es Ihnen eigentlich in diesem Moment? Wie fühlen Sie sich gerade? Auf einer Wohlfühlskala von 0 (= ganz miserabel) bis 10 (= superglücklich, bestens), wo würden Sie sich einstufen?

Wo würden Sie Ihren Wohlfühlfaktor in den vergangenen sechs Monaten ansetzen?

Wenn Sie generell bei 8 oder darüber liegen, verschenken Sie dieses Buch. An einen Menschen, dem es nicht gut geht. Sie sind ein Glückspilz mit großem Lebenstalent und brauchen es nicht.

Bei allen Werten zwischen 0 und 8 können die Übungen Sie unterstützen, Sie coachen und bereichern.

22 Audio-Dateien sind für Sie verfügbar

Zu den vielen Praxisübungen gibt es noch einen besonderen Leckerbissen. Besonders bequem und angenehm sind die geführten Entspannungsübungen, bei denen Sie einfach nur lauschen und sich mitnehmen lassen.

Die meisten der meditativen Workouts aus diesem Text wurden für Sie vertont.

Sie finden davon ganze 22 verschiedene Audio-Downloads (!) auf meiner Website **www.gabriele-rossbach.de** und der Website von mir und meiner Co-Sprecherin: **www.schreibtisch-workout.de**.

Auch der Redline-Verlag bietet Ihnen die Audio-Dateien zu diesem Buch *Schreibtisch-Workout* an: Verlagswebsite:
m-vg.de/link/SchreibtischWorkout

Das ist sozusagen mein Gratisbonbon für Sie, in Eigeninitiative zusammen mit einer Kollegin erstellt, damit Sie die komfortabelste Option der Entspannung, der Regeneration und des Coachings für sich vorfinden – nämlich in Form von Audio-Dateien zum Anhören, und wenn das für Sie möglich ist, auch durchaus im Büro. Da diese Audio-Dateien privat erstellt wurden, bitten wir Sie um Verständnis, dass diese keine professionelle Tonstudioqualität besitzen.

Für diese private Vertonung habe ich mit einer lieben Yogakollegin kooperiert, die die Hälfte der meditativen Visualisierungen, Entspannungen und Coachings eingesprochen hat. Es handelt sich um Alexandra Jungblut, Leiterin des Aachener Yoga-Vidya-Zentrums und Geschäftsführerin des preventionpartners Instituts für Prävention und betriebliches Gesundheitsmanagement. Sie ist unter anderem sehr geschätzt wegen ihrer angenehmen Stimme.

Ansonsten wurde die meditative Wellnesspraxis von mir selbst eingesprochen, so haben Sie die meisten Versionen auch als Audio-Datei zur Verfügung.

WICHTIG! Bitte beachten Sie, dass diese Coachings und Meditationen mit besonderer Entspannungsmodulation eingesprochen wurden, damit Sie möglichst schnell in den meditativen

Zustand finden. Das stellt stimmlich für Sie zunächst einen Kontrast zur normalen Sprechweise im Alltag dar, hat aber die Funktion, Sie rasch und intensiv in die Tiefenentspannung und Regeneration zu führen. Das mag für Sie zunächst etwas ungewohnt klingen, ist aber besonders stimulierend und effizient. Durch die Entspannungsmodulation wird eine Wirkung erzielt, die Sie sonst nur in einer Dreiviertelstunde geführter Meditation erreichen. Dazu wurde ein besonders tiefenentspannender Hintergrundklang komponiert und erstellt von Kristian Rossbach.

Probieren Sie es einfach einmal aus, lassen Sie sich darauf ein – und genießen Sie, von Alexandra Jungblut und mir in die tiefenentspannte Regeneration entführt zu werden!

Und los geht's ... aber erst mal theoretisch, mit dem Thema Stress und Stressmanagement.

Psychologische Wellnessstrategien und Stressmanagement

Ab wann ist Stress eigentlich aktivierend und motivierend, und ab wann ist er ungesund? Von destruktivem Stress ist dann auszugehen, wenn man sich ständig gereizt und überfordert fühlt, wobei die Belastbarkeit individuell sehr verschieden ist.

Spätestens, wenn Sie den vagen Verdacht hegen, in einen Burn-out zu steuern, sollten Sie dringend etwas für sich tun. Dabei ist »Burnout« keine medizinisch definierte Diagnose, Ärzte sprechen in diesem Zusammenhang von nervöser Unruhe, Erschöpfungszuständen, Schlafstörungen oder Depressionen.

Die Auslöser können vielfältig und subjektiv sein, entscheidend ist das Gefühl einer gewissen Ohnmacht gegenüber den Auslösern. Oft gesteht man sich die mentale und physische Überforderung erst dann ein, wenn quälende Symptome auftauchen und die Leistungsfähigkeit so stark eingeschränkt ist, dass eine Krankschreibung erforderlich wird.

An erster Stelle der Ursachen steht interessanterweise die *emotionale* Überforderung. Zu viel Leistungsdruck, permanente Erreichbarkeit, Überstunden, womöglich Mobbing wirken zermürbend und auslaugend. Besonders gefährdet sind ausgerechnet junge Mitarbeiter, die ehrgeizig und leistungsfähig sind. Der Krankheitsverlauf bis hin zum Totalausfall erfolgt dabei immer schleichend und zeigt sich anfangs vor allem im privaten Umfeld durch allerlei Kompensationsversuche. Dazu gehört typischerweise der Griff zum Alkohol, um endlich mal wieder richtig abschalten zu können, oder der Einsatz von Medikamenten. Auch Schlafstörungen, Aggressivität oder Lustlosigkeit gehören hier zu den Alarmzeichen, die ernst genommen werden müssen.

Abhilfe und auch Prophylaxe bestehen darin, sich überall und jederzeit entspannen zu können, wann immer man das möchte. Das funktioniert natürlich nicht über das »Wollen«, stimmt's? Es klappt auch nicht mittels Information und Wissen. Aber es funktioniert mit Entspannungstechniken für Körper und Seele!

Suchen Sie sich im Praxisteil dazu vielleicht ein oder zwei Relax-Übungen aus, die Sie mögen.

Mobbing?
Viel dramatischer als Leistungsstress wirkt sich Mobbing aus. Denn Mobbing führt zu emotionalem Stress in Reinform.

Meist hat es ganz harmlos angefangen, vielleicht mit einer minimalen Meinungsverschiedenheit oder einer politisch abweichenden, dahingesagten Äußerung. Längst vergessen.

Und nach einigen Wochen bemerkt man die – scheinbar grundlosen – Sticheleien. Eine gehässige Bemerkung, von den anderen Kollegen zustimmend belacht. Informationen werden vorenthalten. Und es hört nicht auf. Einmal in der Woche ist man Zielscheibe, und zum Grillfest wird man als einzige Person nicht eingeladen. Plötzlich kommt Kritik vom Vorgesetzten, man würde offenbar seine Leistung nicht optimal erbringen, einfach so, ohne konkreten Anhaltspunkt. So verläuft typischerweise Mobbing, und es braucht lange, bis man sich dessen bewusst wird. Und dann ist das Problem schon nicht mehr so einfach lösbar, denn die Ursache lässt sich kaum mehr auffinden. Aber es haben sich Symptome eingestellt wie Kränkung, Unsicherheit, ein Gefühl von Zurückweisung. Nachlassende Motivation und schlechte Stimmung,

Grübeleien und Schlafprobleme gehen Hand in Hand. Man fühlt sich geschwächt und ist anfällig für Krankheiten.

Offiziell haben mindestens 15 Prozent der Arbeitnehmer bereits Mobbing erlebt, doch die Dunkelziffer liegt erheblich höher. Auf jeden Fall besteht sofort Handlungsbedarf, wenn Sie den Eindruck haben sollten, dass Mobbing gegen Sie angezettelt wird. Hier ist es mit Tiefenentspannung und Gelassenheit allein nicht getan. Als sofortige Maßnahme empfiehlt sich Folgendes:

1. Führen Sie eine sachliche Aussprache mit dem Mobber – am besten im Beisein eines Kollegen, mit dem Sie sich gut verstehen.
2. Setzen Sie sich verbal zur Wehr und entkräften Sie Vorhaltungen – oder entschuldigen Sie sich gegebenenfalls, wenn Ihr Gegenüber einen berechtigten Vorwurf erhebt.
3. Fordern Sie faires Verhalten ein und sagen Sie »Nein« zu ungerechtfertigten Anschuldigungen.
4. Ziehen Sie aktiv Grenzen. »Ich möchte von Ihnen in alle Prozesse integriert werden und alle erforderlichen Informationen erhalten.«
5. Wenn eine Einigungsbereitschaft und Versöhnlichkeit im Gespräch entsteht – wunderbar, das ist optimal. Zeigen Sie dann dem Gegenüber deutlich Ihre Wertschätzung für die Versöhnlichkeit und für künftige Kooperationsbereitschaft.
6. Sollten sich die Fronten bei dieser Aussprache jedoch verhärten, entmutigen Sie den Mobber und kontern Sie.
7. Stellen Sie klar, was Ihre nächsten Schritte sein werden. Zum Beispiel, sich Unterstützung zu holen – je nach Sachlage. Das kann zunächst der Chef sein, das können die Betriebs- und Personalräte sein oder direkt Ihre Gewerkschaft, vielleicht auch ein Anwalt für Arbeitsrecht oder, je nach Sachlage, eventuell auch Frauenvertretungen. Lassen Sie sich keinesfalls abfertigen!
8. Wenn Sie bereits unter physischen und psychischen Symptomen leiden, lassen Sie sich krankschreiben, durchaus auch

für mehrere Monate, um sich zu regenerieren und mit neuer Energie wieder anzutreten. Kein Chef sieht es gern, wenn ein Arbeitnehmer für längere Zeit ausfällt, und ist dann umso gesprächsbereiter.

9. Holen Sie sich professionelle Hilfe für Ihre psychische Befindlichkeit.

Gehen wir nun aber wieder zum normalen Wahnsinn des Büroalltags über. Stress und Verspannung auf psychischer und physischer Ebene machen jedem von uns hin und wieder zu schaffen. Am besten gewöhnt man sich deshalb vom ersten Arbeitstag ab an, bestimmte Strategien für das eigene Wohlbefinden und die innere Gelassenheit zu praktizieren, das wappnet Sie wie ein Schutzpanzer. Aber auch zu jedem späteren Zeitpunkt sorgen die Methoden für Entspannung, Gelassenheit und Selbstbewusstsein. Wichtig ist nur, dass man sie tatsächlich anwendet. Und nicht nur die Anleitungen liest und die Übungen abnickt.

Praxis vollbringt die Wellnesswunder, nicht Information.

Ihr Wellnessgeheimnis: Pausen mit meditativen Strategien

Gönnen Sie sich in diesem Sinne täglich am besten mehrere ganz kurze Minuten-Pausen für Ihre Wellness. Oder täglich eine Viertelstunde mentale und körperliche Erholung am Stück. Je nach aktueller Verfassung kann eine Wellnesspause mal aus erholsamer Tiefenentspannung bestehen, ein anderes Mal aus friedlicher Zentrierung im Atem, dann wieder in Lockerungsdehnungen für Rücken und Nacken.

Dann wiederum brauchen Sie vielleicht eher Erfrischung, Energie und einen klaren Kopf; hier helfen zum Beispiel Energie-Atmung, eine Atem-Affirmation und eine kurze meditative Visualisierung.

Sie fühlen sich unbeliebt, sind von Selbstzweifeln geplagt? Die Psychostrategien bieten Ihnen eine entspannte Selbsttherapie und Stärkung. Denn je mehr Sie sich selbst lieben und aufrichtig wertschätzen, desto selbstbewusster, charismatischer und beliebter sind Sie.

Die Praxis gestaltet sich dabei immer so unauffällig und simpel, dass sie jederzeit und überall umgesetzt werden kann, ohne dass die Kollegen das mitbekommen.

Mit einer Ausnahme: Die Praxisübung »Power-Pose: »Machtposition« – *Power Posing mit Energieatmung*«. Das braucht entweder ein eigenes Büro, aber noch besser ist es, das Power-Posing 1 bis 2 Minuten lang morgens zu Hause durchzuführen.

Diese Yogapose bietet einen enormen Power- und Selbstbewusstseins-Boost für schüchterne Naturen! Tatsächlich wird es auch beim Praktizieren zu Hause bestens in die Psyche integriert. Bereits durch Power Posing für 1 Minute morgens vor der Arbeit bringen Sie Rückgrat für den ganzen Tag mit ins Büro. Nach dem morgendlichen Power Posing sind innere Power und selbstbewusste Stärke geweckt und bei Stress jederzeit aktivierbar.

Sämtliche sonstigen Strategien und Methoden funktionieren überall, wo man sich entspannt zurücklehnen kann, auch im turbulentesten Großraumbüro.

Falls Sie ein eigenes Büro haben
Aber falls Sie ein eigenes Büro haben, bietet das den Luxus, jegliche Störung durch Kollegen in Ihrer Tiefenentspannungspause weitgehend auszuschließen.

Handy und Telefon mal kurz auszuschalten ist einfach. Nur, wie bremst man die lieben Kollegen aus, die mit dem lauten Ruf »Kommst du mit in die Kantine?« in Ihr Büro platzen, während Sie gerade eine 10-minütige Ruhepause möchten? Am besten erzeugt man vorab positives Interesse bei den Kollegen. Denn nur dann werden Sie sich mit Ihren meditativen Pausen so richtig wohlfühlen.

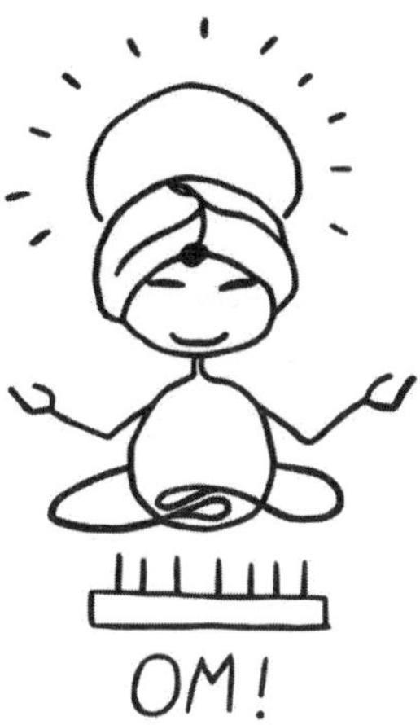

Ein witziges Schild oder ein amüsanter Zettel außen an Ihrer Tür kann dazu gute Dienste leisten. Kritzeln Sie einen lustigen Yogi. Oder schreiben Sie einen Satz auf ein Schild: »Achtung, Tiefenentspannung, bin kurz abgetaucht, bitte nicht stören.« Vielleicht mit einer gekritzelten Taucherbrille oder dem Foto eines Tiefseetauchers.

Wichtig ist in jedem Fall, vorher Ihre Kolleginnen und Kollegen zu informieren, dass Sie gelegentlich Pausen mit Yoga, Meditation oder Tiefenentspannung ausprobieren möchten. Das weckt positive Neugier und befeuert bald Fragen, ob es denn auch funktioniert. »Und? Bist du schon erleuchtet?«, werden Sie bestimmt zu hören bekommen. Was Sie natürlich lässig bejahen: »Ja, wirkt schon!«, wobei Sie auf Ihren bereits zart schimmernden Heiligenschein hinweisen.

Es schadet nichts, ein paar alberne Sprüche auf Lager zu haben, dass zum Beispiel »das Nagelbrett, auf dem Sie den Lotossitz praktizieren, doch ziemlich pikst«, oder »der Kopfstand auf dem Schreibtisch das Wohlergehen des Screens gefährden könnte« et cetera.

Denn nur, wenn Sie sich mit dieser Pausengestaltung nicht albern vorkommen, werden Sie sie auch anwenden. Sie kennen doch das Prinzip: Sobald Sie ein paar Witze über sich selbst machen, erübrigt es sich für die anderen, das zu tun. Seien Sie locker, mit sich selbst und anderen gegenüber.

Falls Sie dazu Lust haben, kann es auch eine gute Möglichkeit sein, den Kollegen ein gemeinsames kurzes Workout zum Beispiel mit Nackendehnung, Entspannungsatmung und Akupressur anzubieten.

Hilfe, der Alltagswahnsinnslärmstress macht mich fertig!

Stopp! Wahnsinnslärmstress war gestern.

Dass Lärm und Stress Sie fertigmachen, ändert sich von dieser Sekunde an.

Sie trainieren ab jetzt die in Ihnen schlummernde Fähigkeit, wie ein Fels in der Brandung sämtlichen Turbulenzen und gerade auch dem Krach gelassen zu trotzen! Wenn man Entspannung beherrscht, kann Lärm, und im Extremfall sogar lautes Presslufthämmern, locker in die Entspannung integriert werden. Und – ob Sie es glauben oder nicht – Ihre Entspannung sogar vertiefen.

Es gibt dazu ein Geheimnis, sozusagen einen Schlüssel. Er lautet: »Krach ist das, was man als solchen DEFINIERT.« Erinnern Sie sich noch an die Sprüche Ihrer Eltern: »Mach mal den Krach leise!«, wenn Sie Ihre aktuelle Lieblingsmusik voll aufgedreht hatten? Für Sie war das natürlich kein Krach, für die Eltern schon. Obwohl alle Ohren exakt identische Töne hörten.

Unsere Definition ist unglaublich machtvoll – in erster Linie für uns selbst. Wie oft hatte ich Teilnehmer in meinen Entspannungskursen, die anfangs sagten: »Ich hatte mich schon ganz gut entspannt, aber dann ist ein Auto draußen vorbeigefahren. Da war ich natürlich wieder raus.« Die anderen nickten zustimmend. Alle bekamen nun den Auftrag, jegliche Geräusche während der Entspannung als entspannungsvertiefend zu bewerten. Freundlich dem Geräusch zuzuhören und sich davon noch tiefer in die Ruhe tragen zu lassen.

Nach zwei Sitzungen waren die vorbeifahrenden Autos oder sonstigen Geräusche kein Thema mehr. Wenn ich fragte: »Hat euch der Lärm draußen gestört, dieses hupende Auto zum Beispiel?«, kam Kopfschütteln oder es hieß: »Welches Auto? Hab ich gar nicht wahrgenommen.«

Dieses friedliche Ausblenden von vermeintlichen Störgeräuschen oder Krach wird durch die innere Akzeptanz erzeugt. Das ist das ganze Geheimnis.

Falls Sie das hier gerade im Büro lesen: Lehnen Sie sich genau jetzt einfach mal auf Ihrem Bürostuhl zurück und lauschen Sie entspannt dem Bürolärm. Und dem Krach auf der Straße. Sämtlichen Außengeräuschen. Wo immer Sie sonst jetzt gerade sind: Nehmen Sie die gesamte aktuelle Geräuschkulisse als eine Art »Schlaflied« wahr oder als Hintergrundsound zugunsten Ihrer Entspannung. Hören Sie jeglichem Getöse friedlich zu und atmen Sie bewusst und ruhig. Akzeptieren Sie die vorhandene Geräuschkulisse in aller Ruhe.

Üben Sie das einige Male. Die akustische Kulisse wird sich für Sie vom Moment der Akzeptanz an deutlich verändern!

Yoga-Workout am Schreibtisch

Au ... mein Rücken!

Jahrmillionen durften wir laufen, jagen, gehen, klettern, immer in Aktion sein. Dafür ist der Rücken gebaut. Und nicht dafür, viele Stunden lang statisch auf einem Stuhl zu sitzen und auf einen PC-Screen zu starren. Darüber verkrampfen und verhärten sich zwangsläufig die Rücken-, Hals- und Nackenmuskulatur. »AU! Mein Rücken!« Wer von uns kennt diesen Stoßseufzer nicht?

Wenn wir dem nicht bald etwas entgegensetzen, kommen die Babys vermutlich bald in rechtwinkliger Auf-dem-Stuhl-Sitzhaltung aus dem Mutterleib. Aufgrund der Transportmöglichkeiten per Auto ist das ja dann auch für die Fortbewegung kompatibel.

Nein, ernsthaft, der Rücken braucht nun mal Bewegung, damit die Muskeln richtig arbeiten und funktionieren.

Nackenyoga im Sitzen

»Ooooh, mein Nacken!« Stoßseufzer Nummer zwei.

Kein Wunder.

Durch das stundenlange Sitzen muss die rückwärtige Muskulatur ständig statische Spannung liefern. Diese statische Haltung verursacht mit der Zeit Verkrampfungen, Schmerzen, Durchblutungsstörungen. Und daher sollten wir diese Haltungsfixierung dringend auflockern!

Wenn Sie die folgende Übung mit möglichst allen dazugehörenden Stretchings mehrmals täglich durchführen, bringt das nicht nur eine sofortige Linderung der Schreibtischverspannung. Sie werden außerdem erfrischt und zentriert, weil Sie Ihrem Körper Aufmerksamkeit und Bewegung schenken. Und bereits nach einwöchiger Anwendung werden Sie ein völlig anderes Rücken-, Nacken- und Körpergefühl am Schreibtisch bemerken. Das vermag Wunder zu wirken, und die Übung dauert nur wenige Minuten – obendrein ist sie überall anwendbar, auch im Großraumbüro.

Wenn also das Allheilmittel für diese typischen mit der Zeit immer schmerzhafter werdenden Verspannungen in regelmäßiger Bewegung liegt, dann muss das für uns auch IM SITZEN möglich sein! Schließlich können Sie nicht im Büro im Kreis joggen oder Yoga- und Gymnastikübungen auf dem Fußboden absolvieren.

Fangen wir daher einfach bei der normalen Sitzhaltung an. Es gibt inzwischen Bürostühle mit flexibler Sitzfläche, auf der wir automatisch hin und her kippeln. Aber auch auf einem normalen Bürostuhl kann man aus dem Becken heraus nach hinten, nach vorne und zu den Seiten kippen. Auf jedem Stuhl können wir der Rücken-, Nacken- und Halsmuskulatur mehr Bewegung gönnen.

Alle Stretchings dauern nur ein paar Atemzüge lang, gerade so, wie Sie es in dem Moment angenehm finden oder bis das Telefon wieder klingelt. Eigentlich können Sie die meisten Stretchings sogar während des Telefonierens weiter ausführen.

»Sagen Sie das mal meinem Chef«, höre ich Sie murmeln. Schon klar, wir brauchen Allroundübungen, die überall kompatibel sind. Vor allem: auf dem Schreibtischstuhl! Dezent. Ohne dass es jemand mitbekommt. Bitte sehr, hier sind sie.

Yoga-Stretchings auf dem Bürostuhl

Stretching 1, Hohlkreuz

Sitzen Sie mit Abstand zur Rückenlehne und legen Sie Ihre Handflächen auf den Rücken, unterhalb der Nieren. Drücken Sie von hinten gegen den Rücken und gehen Sie dabei ins Hohlkreuz. Bleiben Sie vier, fünf Atemzüge lang im Hohlkreuz und beugen Sie den Kopf dabei leicht nach hinten.

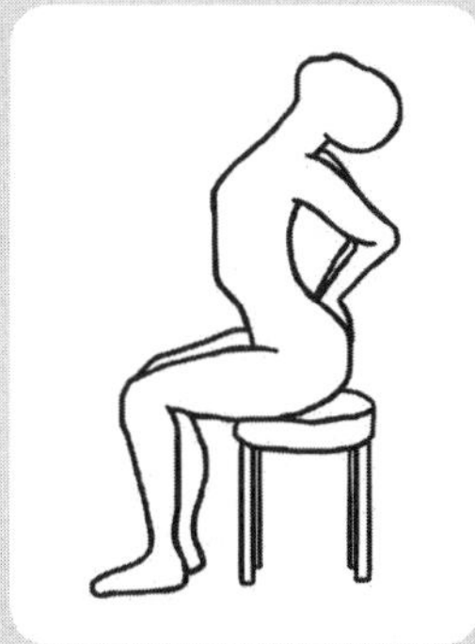

Stretching 2, Bogen

Seitendehnung – biegen Sie sich einmal bogenförmig nach rechts, wie ein Halbmond, verharren dort ein paar Atemzüge lang – und biegen sich dann nach links.

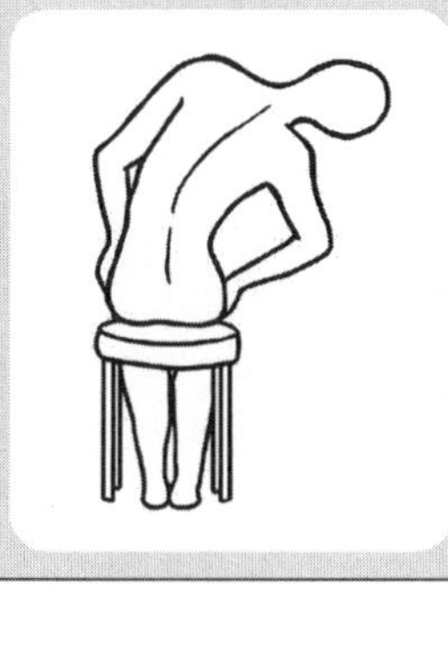

Stretching 3, Schultern hochziehen

Setzen Sie sich kerzengerade aufrecht, Schultern nach hinten. Der Kopf ist gerade aufgerichtet und nach oben gezogen, als würde ihn eine Schnur vom Scheitel aus zur Decke ziehen. Ziehen Sie dann die Schultern mehrmals hoch zu den Ohren und lassen Sie sie wieder absinken. Danach mit den Schultern kreisen, vorwärts und rückwärts.

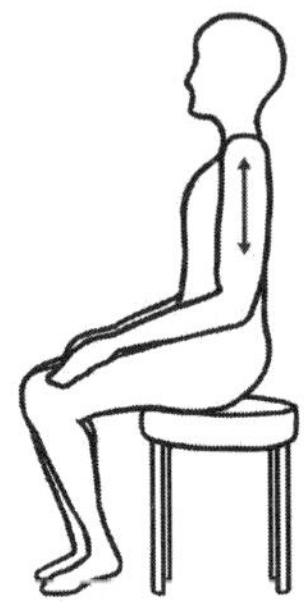

Stretching 4, Nacken- und Rückenentspannung mit hängendem Kopf

Den Kopf vornüberhängen zu lassen ist sofort wohltuend! Die Muskeln vom Kopf bis hinab zum mittleren Rücken werden dabei gedehnt und entspannt. Verbinden Sie diese Haltung, bei der der Kopf locker vornüberhängt, mit ein paar tiefen Seufzern. So kann sich die rückwärtige Muskulatur beim tiefen Ausatmen noch stärker lösen. Einfach eine Wohltat!

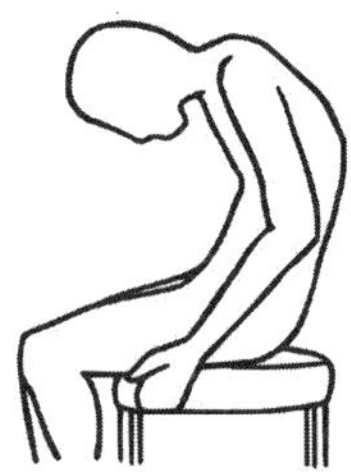

Die verstärkte Durchblutung des Gehirns verbessert Ihre mentale Leistungsfähigkeit.

Stretching 5,
Schultern nach hinten

Ellbogen weit nach hinten ziehen. Automatisch wölbt sich dabei der Brustkorb nach vorn. Ruhig und tief atmen.

Sie können alternativ auch die Arme hinter dem Rücken verschränken und nach unten ziehen.

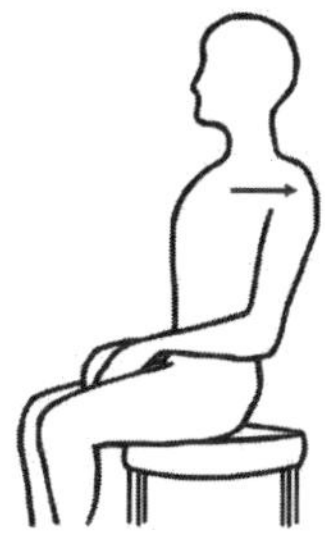

Stretching 6,
Schultern nach unten

Hände auf die Oberschenkel legen, die Schultern ziehen nach unten. 1 Minute lang, mit tiefer Atmung in den Bauch.

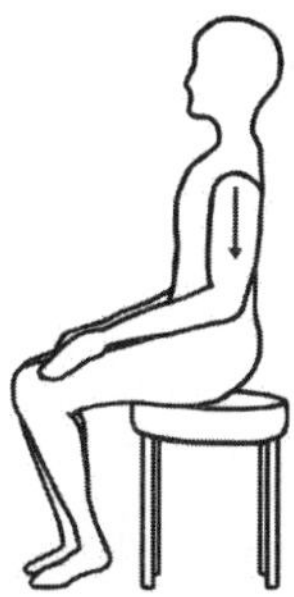

Stretching 7, Nacken dehnen und massieren

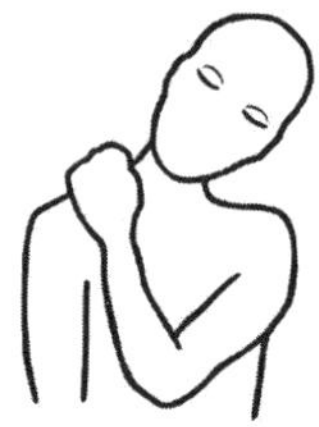

Als Nächstes ist die Lockerung der Halsmuskulatur dran. Dazu legen Sie im Sitzen Ihre linke Hand auf Ihre rechte Halsmuskulatur, auf den Trapezmuskel, welcher Schulter und Hals verbindet.

Massieren Sie diesen Muskel und lassen Sie dabei den Kopf nach links sinken. Sie spüren, wie der Trapezmuskel ein bisschen in die Länge gezogen wird, und massieren ihn in dieser Dehnung.

Das Gleiche zur anderen Seite.

Stretching 8, Strecken

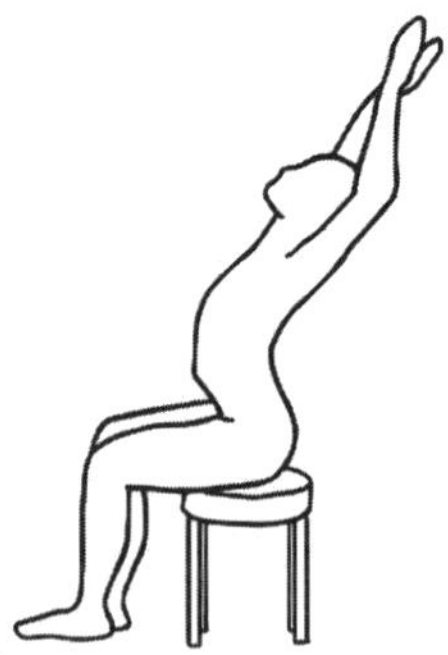

Rekeln Sie sich genussvoll und ziehen Sie sich in die Länge. Die Arme ausstrecken und nach hinten dehnen.

**Stretching 9,
Kopf seitlich ziehen**

Legen Sie den Kopf nach rechts, zur Schulter hin, und ziehen Sie mit der rechten Hand den Kopf sanft noch etwas weiter in diese Dehnung hinein. Der Trapezmuskel auf der linken Seite wird intensiv gedehnt.

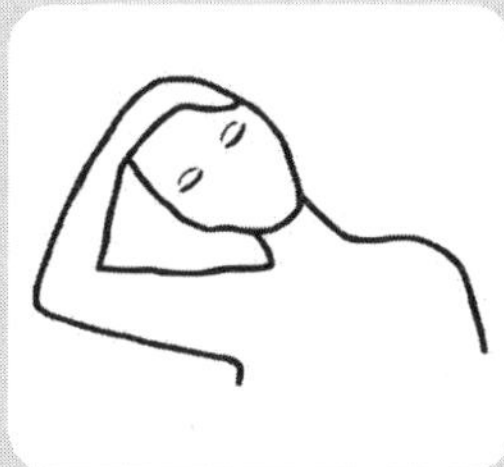

Das Gleiche zur anderen Seite – legen Sie den Kopf nach links, zur Schulter hin, und ziehen Sie mit der linken Hand den Kopf leicht in die Dehnung hinein. Der Trapezmuskel auf der rechten Seite wird intensiv gedehnt.

**Stretching 10,
Kopf seitlich nach rechts und links drücken**

Das ist das Gegenteil von Stretching 9, sie machen eine isometrische Übung:

Ihr Kopf ist aufrecht. Drücken Sie Ihr rechtes Handgelenk gegen die rechte Schläfe, der Kopf drückt dagegen. Das Gleiche auf der anderen Seite.

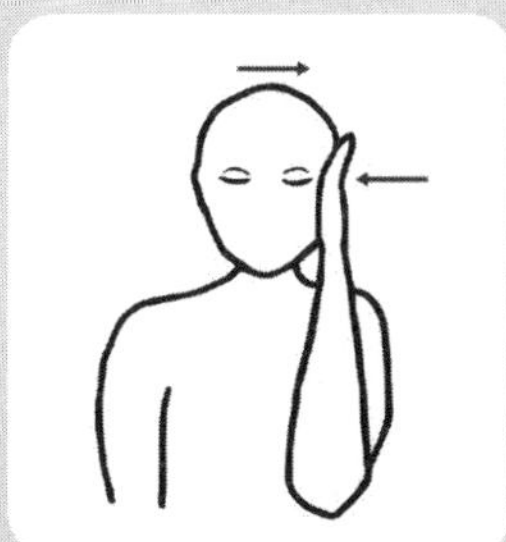

Ergänzen können Sie dieses Nackenmuskeltraining, indem Sie Ihre Stirn gegen den Widerstand Ihrer Hände nach vorn drücken.

Stretching 11, Kopf nach hinten drücken

Lehnen Sie sich auf Ihrem Stuhl zurück und verschränken Sie Ihre Hände hinter dem Kopf. Eine angenehme Position, die Arm- und Schultergelenke dehnt.

Drücken Sie dann mit dem Hinterkopf gegen Ihre verschränkten Hände.

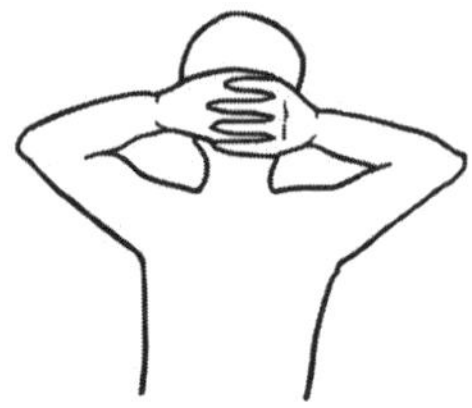

Stretching 12, Hände

Massieren Sie zuerst Ihr rechtes Handgelenk, dann das linke.

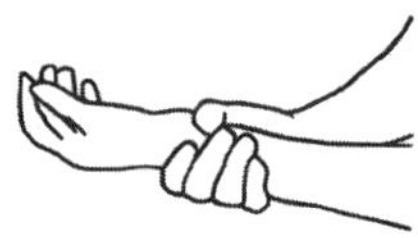

Stretching 13, Handgymnastik

Ballen Sie dann die Hände mehrmals zu Fäusten und strecken die Finger dann wieder aus.

Bewegen Sie Ihre Finger, als würden Sie Klavier spielen.

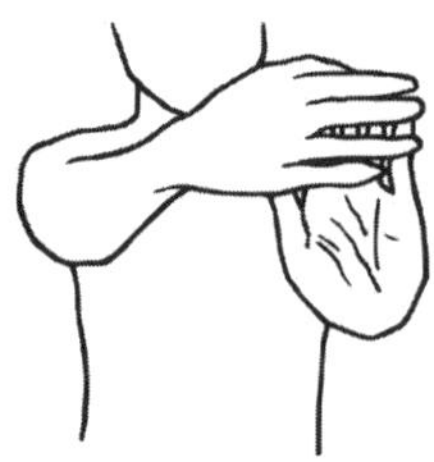

Dehnen Sie dann abwechselnd das Handgelenk, indem Sie die flache Hand mit der anderen Hand nach hinten ziehen.

Stretching 14,
Handgelenke

Handgelenke abwechselnd rechtsherum und linksherum kreisen lassen.

Stretching 15,
Finger dehnen

Verschränken Sie zum Abschluss die Finger und strecken Sie die verschränkten Hände vom Körper weg.

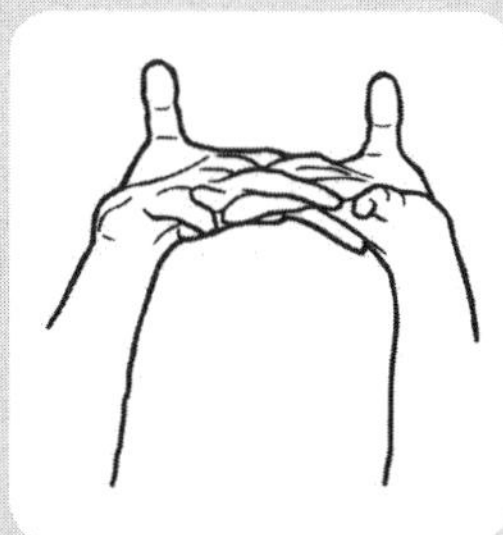

Rückenyoga im Sitzen

Stretching im Kugelsitz:

Eine besonders effiziente Rückenentspannungsdehnung bietet der »Kugelsitz«. Dies ist eine der beiden Haltungen, die am besten im eigenen Büro funktionieren, genau wie bei der »Machtposition Power-Pose«. Aber Sie finden unten auch eine Abwandlung des »Kugelsitzes« für das Großraumbüro.

Die wunderbare Rückenyoga- und Entspannungsdehnung »Kugelsitz« ist sowohl effizient während des Arbeitstags als auch nach der Arbeit zu Hause. Schon nach 4 oder 5 Minuten setzt eine wohltuende Dehnung und Lockerung des Rücken-Nacken-Bereichs ein, verbunden mit emotionaler Tiefenentspannung.

Der »Kugelsitz« dehnt die Längsmuskulatur und die Faszien des Rückens auf wohltuende Art. Wer ein eigenes Büro hat, setzt sich dazu auf den Boden oder sitzt auf dem Schreibtischstuhl und zieht die Beine hoch zum Bauch.

Der »Kugelsitz« beinhaltet, dass wir uns als feste kleine Kugel zusammenkauern und in die Mitte dieser festen kleinen Kugel tief hineinatmen. Die Oberschenkel werden angewinkelt und fest an Bauch und Brust gezogen. Die Arme umschließen die angewinkelten Beine ganz fest. Der Kopf sinkt dabei vornüber in Richtung der Knie.

Die Schultern – ganz wichtig! – sind dabei nicht hochgezogen, sondern ziehen leicht nach unten!

WICHTIG: In dieser zusammengekauerten Kugelhaltung atmen Sie ganz tief! Die Atembewegung weicht dabei ein bisschen in den Rücken aus, weil Sie so fest zusammengekauert sind. Und über diese Atembewegung massiert der Atem die inneren Organe und die Rückenmuskulatur.

Wenn Sie diese Pose ausprobieren, spüren Sie sofort die intensive Wohltat. Der »Kugelsitz« wirkt auf der Stelle tiefenentspannend und lösend. Diese Haltung zentriert auch psychisch, wenn Sie sich gerade über etwas aufgeregt haben. Dies ist eine heilsame Allroundhaltung, die sehr zu empfehlen ist.

Wer diese Dehnung nur auf dem Bürostuhl praktizieren kann, braucht sicherlich etwas Mut, denn man muss eigentlich *beide* Beine zum Bauch hochziehen und umschließen. Die Schuhe sollte man dann besser abstreifen, bevor man sich so auf dem Bürostuhl zusammenkauert.

Alternativ machen Sie auf Ihrem Bürostuhl den »halben Kugelsitz«. Dazu ziehen Sie nur ein Bein hoch und pressen es gegen

Bauch und Brust, fest umschlungen von beiden Armen. Tief atmen und den Kopf zum angewinkelten Knie sinken lassen. Bein wechseln.

Halten Sie die Pose jeweils so lange, wie es Ihnen angenehm ist, das kann sehr unterschiedlich sein, von 1 Minute bis zu 4 Minuten. Es folgt die ausführliche Anweisung:

**Praxis:
Tiefatmung im »Kugelsitz«**

Die »Kugelsitz«-Pose ist, wie erwähnt, allroundwirksam: wohltuend bei extremer Verspannung, Nervosität, emotionaler Aufregung und bei stressbedingten Rücken- und Nackenschmerzen. Die Rücken- und Nackenmuskulatur wird intensiv gedehnt und entspannt. Außerdem wirkt die umschlossene Kugelhaltung so beruhigend und ausgleichend, sodass es leichtfällt, die innere Zentrierung wiederherzustellen und geborgen in sich selbst zu ruhen. Hier die Version, die in einem eigenen Büro möglich ist, weiter unten die Abwandlung, die weniger auffällt.

Ich setze mich mit angewinkelten Beinen auf den Boden und umschlinge die Oberschenkel unterhalb der Knie.

Den Kopf lasse ich locker nach vorne hängen, zu den angewinkelten Knien hinab, vielleicht sogar bis auf die Knie; das geschieht dann jedoch von selbst, ohne Willenskraft.

Die Aufmerksamkeit wandert in meinen Bauchraum. Meine Atmung ist tief und langsam, sodass sich die Bauchdecke beim Einatmen leicht gegen die Oberschenkel drückt. Mein Fokus verweilt in der Bauchmitte und in meiner Atmung.

Ich genieße es, meinen Atem zu spüren, und ruhe geborgen in mir.

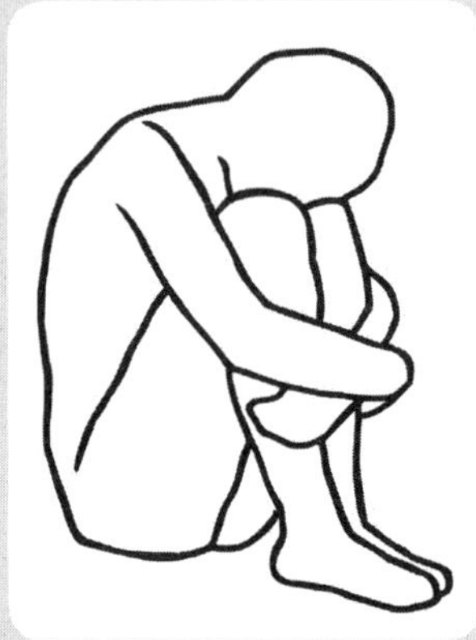

Abwandlung für den Bürostuhl:
Ich ziehe meine Beine **abwechselnd** *für jeweils 2 Minuten hinauf in diese Pose und drücke das umfasste Bein fest gegen den Bauch. Ich atme so tief, dass ich meine Atmung bis in den Rücken hinein spüre.*

Yoga für die Augen

Wie lange starren wir stundenlang auf einen Punkt in immer gleicher Entfernung ... auf den Bildschirm?

Unsere Augen sind davon biologisch überfordert, denn der Blick muss eigentlich schweifen, nah und fern fokussieren, damit die Augen ihre naturgemäße Funktion erfüllen. Ist der optische Fokus aber stundenlang auf die Bildschirmentfernung fixiert, können Kopfschmerzen die Folge sein, denn die Augenmuskeln sind gereizt und »gestresst«.

Abhilfe und Erfrischung für die Augen schafft ein Blickwechsel.

Praxis:
Yoga für die Augen

Gönnen Sie Ihren Augen ab und zu 1 Minute, in der Sie zwischendurch drei Punkte in drei verschiedenen Entfernungen fixieren.

- *ENTFERNUNG – Blick aus dem Fenster*
- *MITTLERE NÄHE – Blickpunkt in 3 Metern Entfernung*
- *NÄHE – Blickpunkt auf die eigene Hand, 20 Zentimeter entfernt.*

Alle drei Entfernungspunkte zügig wechseln, 1 Minute lang. Diese Übung stärkt auch Ihr Sehvermögen.

- *Danach die Augen nach rechts und nach links richten und einmal kreisen lassen.*

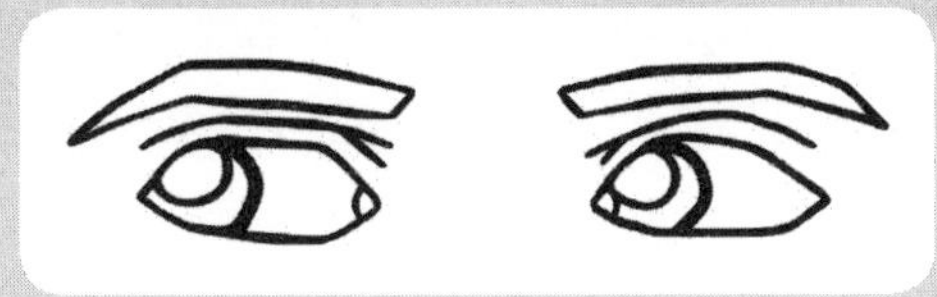

Sitzen, aber richtig!

Den Spruch kennen wir inzwischen zur Genüge aus den Medien: »Sitzen ist das neue Rauchen.«

Kein Wunder. Millionen Deutsche verbringen täglich 8 bis 14 Stunden des Tages stocksteif sitzend ohne viel Bewegung. Beim konzentrierten Arbeiten ziehen wir obendrein auch noch unwillkürlich die Schultern hoch und beugen uns leicht nach vorne. Die Skelettmuskulatur arbeitet hart für diese statische Position, fast den ganzen Tag lang. Das setzt sich auf dem Hin- und Rückweg zur und von der Arbeit fort, denn wieder sitzen wir. In der Freizeit sitzen wir oft auch noch – vor dem TV, PC, der Spielkonsole und so weiter. Natürlich verspannt und verhärtet sich die Muskulatur dadurch mit den Jahren. Geschmeidigkeit? War gestern.

Dabei sind sich Wissenschaftler und Arbeitsmediziner einig: Sitzen ist als Dauerposition eine der schlechtesten Haltungen für den Körper. Weshalb? Bei falscher, vermeintlich bequemer Sitzhaltung erschlafft die Bauchmuskulatur. Dadurch wiederum kann sich der Rücken zum Rundrücken verformen.

Die Prognose ist schauerlich:

- Infolge mangelnder Durchblutung stellen sich Muskelverhärtungen und Muskelverspannungen ein.
- Ein Defizit an Bewegung führt nach und nach zum Verkümmern der Muskeln.
- Das Herz-Kreislauf-System wird nicht ausreichend trainiert.

- Bei anhaltender Rundrückenbildung kommt es zu einer ungleichmäßigen Belastung der Bandscheiben, die nur schlecht mit Nährstoffen versorgt werden können.
- Stress und Leistungsdruck führen zu weiteren Rücken-, Nacken- und Halsmuskelverspannungen, infolgedessen kommt es zu Folgebeschwerden wie Kopfdruck oder Kopfschmerzen.
- Die inneren Organe werden eingeklemmt, vor allem die Atmungs- und Verdauungsorgane.

Infolge langen Sitzens und mangelnder Bewegung leidet und degeneriert letztlich also vor allem der gesamte Stütz- und Bewegungsapparat. Krankheiten des Muskel-Skelett-Systems stehen an der Spitze der Arbeitsunfähigkeitsstatistik. Tatsächlich lassen sich gemäß des Wissenschaftlichen Instituts der AOK rund 23 Prozent aller krankheitsbedingten Arbeitsunfähigkeitstage auf Rückenbeschwerden bis hin zum Bandscheibenvorfall zurückführen.

Die Folgen des Bewegungsmangels kommen hinzu. Übergewicht, Herz-Kreislauf-Beschwerden und Diabetes sind einige typische Auswirkungen.

Allein schon das Schreibtisch-Workout wirkt dem entgegen, weil die Wirbelsäule immer wieder entlastet und die Mikrozirkulation in den Bandscheiben angeregt wird. Außerdem werden die Muskeln gedehnt und bleiben elastisch.

Gönnen Sie sich das Yoga-Workout auf dem Bürostuhl deshalb ruhig sogar mehrmals täglich, ändern Sie häufig die Sitzhaltung und stehen Sie öfters mal auf.

Beste Sitzhaltung
Aber auch das »richtige« Sitzen hilft uns, fit und geschmeidig zu bleiben.

Praxis:
Sitzen

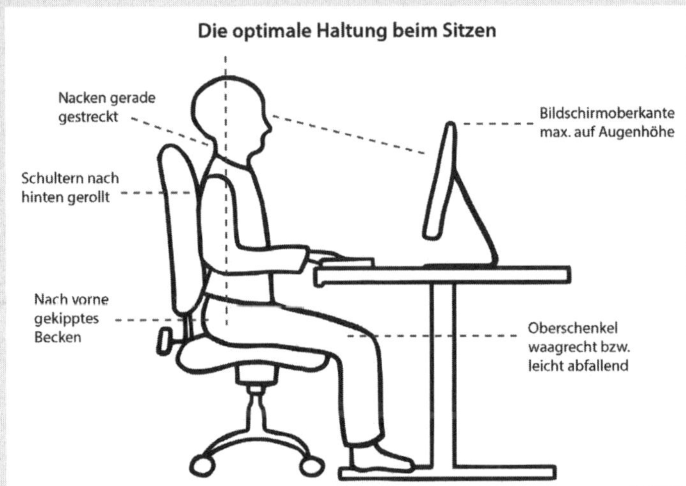

1. *Die Grundhaltung ist kerzengerade, als würden Sie von einem Faden am Scheitel nach oben gezogen.*
2. *Die Unterarme sollten beim Tippen waagerecht sein.*
3. *Die Oberschenkel sollten ebenfalls waagerecht oder leicht abfallend sein.*
4. *Die Bildschirmoberkante sollte am besten leicht unter Augenhöhe sein.*
5. *Das Becken ist leicht nach vorn gekippt.*
6. *Die Schultern sind HINTEN.*
7. *Die Füße stehen flach auf dem Boden.*

Das ist zwar die beste Grundhaltung, doch auch diese ist nicht als starre Dauerposition zu empfehlen. Bewegung ist die beste Lösung. Neben den Yogadehnungen im Sitzen sollten Sie Ihre Sitzhaltung oft verändern.

»Hibbeln« Sie auf Ihrem Stuhl herum, wackeln Sie öfters mal hin und her, nach rechts und links. Dann wieder dürfen Sie ruhig mal einen Rundrücken machen und zur Abwechslung in eine seitlich verschobene, schräge Sitzhaltung gehen. Auch der Kopf ist immer mal wieder zu bewegen, nach vorne, nach hinten oder zu den Seiten.

Und immer wieder mal kurz in die Chill-out-Position gehen: bequem nach hinten lehnen und die Hände hinter dem Kopf verschränken.

Diese Agilität, das Wechseln, »Herumhibbeln« und »Herumwackeln« können Sie sich ganz leicht angewöhnen, sodass Ihr Körper es bald automatisch ausführt, denn ... er liebt das!

Besonders wichtig ist es, ganz gleich, was Sie sich angewöhnen möchten, sich immer wieder an die Entspannung der Schultern zu erinnern! Die Schultern immer wieder bewusst locker lassen, mal nach hinten und nach vorn kreisen, hilft sofort, den Schulter-Nacken-Bereich zu lockern.

Painkiller: Agiles Herumlaufen

Stehen Sie, so oft es sich ergibt, immer wieder mal auf! Holen Sie sich Kaffee. Holen Sie Ihren Lieblingskollegen Kaffee, einzeln! Gehen Sie zum Kopierer. Gehen Sie zum Fenster und öffnen Sie es. Gehen Sie zum Fenster und schließen Sie es wieder. Bewegen Sie sich im Büro hin und her. Jeder einzelne Gang tut Ihrem Körper gut und entlastet Ihre Nacken- und Rückenmuskeln.

Hier noch eine Extra-Option für Ihr agiles Aufstehen und Herumlaufen:

Entspannendes Gehen

Es wird Sie verwundern, dass Sie dieses bewegungsfreudige Verhalten mit wunderbarer mentaler Entspannung verbinden können. Dazu klauen wir uns eine Vipassana-Übung aus dem Buddhismus, und zwar die Gehmeditation. Zwar schreiten die buddhistischen Meditierenden sehr würdevoll in Zeitlupe. Doch das Entscheidende dabei ist nicht unbedingt die Entschleunigung, denn die würde bei Ihren Kollegen zweifelsohne für überschäumende Heiterkeitsausbrüche sorgen. Entscheidend ist dabei nur Ihr Fokus, und der kann gerade beim achtsamen Gehen, auch beim schnellen Gehen, kleine Wellnesswunder vollbringen.

Es ist unglaublich simpel: Während Sie gehen, spüren Sie ... Ihre Fußsohlen!

An Ihrem Gang brauchen Sie nichts zu ändern. Nur Ihre Aufmerksamkeit wandert.
Probieren Sie es aus und staunen Sie, wie sehr das entspannt und mental entstresst.

Anti-Stress-Akupressur

Wir praktizieren manchmal intuitiv eine Druckpunktmassage, wenn uns der Kopf schwirrt und uns Kopfdruck quält. Vielleicht kommen Ihnen einige der folgenden Akupressurpunkte daher schon bekannt vor, weil sie so wohltuend sind. Auch diese Übung ist sehr dezent, denn jeder kennt es, bei Stress zum Beispiel mal die Schläfen zu massieren. Sie sehen die Akupressur-Druckpunkte auf der Grafik unten.

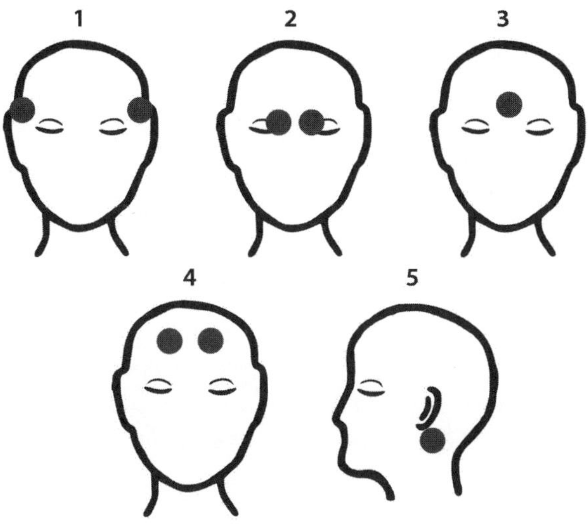

Akupressur 1

Drücken Sie Zeigefinger und Mittelfinger fest gegen die Schläfen und massieren Sie dabei die Schläfen kreisförmig. Löst stressbedingten Kopfdruck.

Akupressur 2

Drücken Sie mit den Fingerspitzen der Mittelfinger die beiden Druckpunkte an der Innenseite Ihrer Augen leicht, etwas höher als da, wo die Brillenbügel sitzen. Schenkt sofort mentale Entspannung.

Akupressur 3

Massieren Sie mit einer Fingerspitze den Punkt zwischen Ihren Augenbrauen. Fördert die Konzentration und mentale Klarheit, wenn man sich überlastet fühlt.

Akupressur 4

Bei emotionalem Stress gibt es zwei Akupressur-Druckpunkte auf Ihrer Stirn, die kleine Wunder vollbringen! Diese befinden sich über der Mitte Ihrer Augenbrauen, aber weiter oben, etwa zwei Finger breit unter dem Haaransatz.

Drücken Sie diese beiden Punkte mit dem Zeigefinger und Mittelfinger möglichst FEST, mit kleinen Massagebewegungen. Mehrmals wiederholen.

Wenn Sie sich sehr aufgeregt haben, mehrmals wiederholen, fest drücken und fest massieren.

Ihre innere Ruhe wird darüber bald zurückkehren, weil diese magischen Akupressurpunkte zutiefst beruhigend auf das Nervensystem und den emotionalen Bereich wirken.

Akupressur 5

Hinter den Ohrläppchen gibt es einen weiteren Relax-Akupressurpunkt. Dieser befindet sich genau zwischen den Ohrläppchen und den Kieferknochen. Dieser Akupressurpunkt beruhigt und stimuliert die Reinigung und Entgiftung über das Lymphsystem, weil wir damit auch einen wichtigen Lymphknoten massieren. Diese Massage sollte mit drei Fingerspitzen ausgeführt werden, also großflächig. Nehmen Sie Zeigefinger, Mittelfinger und Ringfinger und massieren Sie den Bereich zwischen Ohrläppchen und Kiefer behutsam, leicht und SANFT.

Relax!

Die Kunst des Lockerlassens

Wenn man die Kunst des physischen und psychischen Lockerlassens beherrscht, kann einen nichts so schnell aus der Bahn werfen. Man ist robust wie ein Bison und dabei so geschmeidig wie eine Blume im Wind.

Widerstand kann mitunter sehr wichtig sein, aber starrer Widerstand, innerlich und äußerlich, ist kontraproduktiv. Wie und was können und sollen wir dann aber locker lassen? Als Erstes natürlich die Muskelverspannung! Zunächst im Zwerchfell und im Nacken. Das sind unsere schlimmsten Stresszonen, unsere Baustellen der Verkrampfung.

Der Solarplexus, auch »Sonnengeflecht« genannt, ist sozusagen unser »zweites Gehirn«, eine Art Bauchgehirn, und jeder von uns hat sich bereits am sogenannten Bauchgefühl orientiert, auch wenn dieses recht undefinierbar erscheint.

Der Solarplexus sitzt im oberen Bauchraum und ist ein Nervengeflecht, das hilfreiche Intuition für den Alltag zu liefern vermag. Wenn es entspannt ist! Tatsächlich synchronisiert dieses Nervengeflecht zusammen mit dem Vagusnerv all unsere Gedanken und Emotionen mit körperlichen Vorgängen. Der Solarplexus ist also unser psychosomatisches Verbindungszentrum.

Über diese psychosomatische Schaltzentrale können wir uns im Laufe von Jahren krank und depressiv denken – oder zufrieden und vital. Denn in dieser Synchronisation liegt für uns Fluch und Segen gleichermaßen.

Vor allem das Zwerchfell ist in dem Zusammenhang wichtig, denn nur mit lockerem Zwerchfell atmen wir so entspannt, dass wir genügend Sauerstoff, sprich Energie, aufnehmen. Das Zwerchfell können wir gezielt »locker atmen«. Das Beste daran: Das Zwerchfell ist in seinem Spannungstonus vernetzt mit dem Gesamtspannungszustand aller Muskeln.

Heißt: Ganz gleich, welche Muskelbereiche wir entspannen, das Zwerchfell entspannt sich begeistert mit. Und umgekehrt!

Entspannen wir also das Zwerchfell durch tiefes, ruhiges Atmen, entspannen sich alle anderen Muskeln mit und sogar der Blutdruck sinkt ein wenig.

Nicht nur das. Auch wenn wir die Psyche entspannen, also einen Konflikt bewältigen oder loslassen, eine Prüfung bestanden haben oder eine fixe Idee aufgeben, entspannt sich die gesamte Muskulatur und zuallererst das Zwerchfell. Und umgekehrt. Gelingt es uns, das Zwerchfell zu lockern, sind wir auch psychisch wieder viel ruhiger.

Wie Sie wissen, können wir alles Mögliche über Willenskraft erreichen. Nur Entspannen können wir uns nicht über Willenskraft: »Ich will jetzt augenblicklich locker und entspannt sein!« Unsinn, das geht natürlich nicht. Wir können höchstens über Willenskraft die Übungen durchführen, die zur Entspannung führen.

Auch nach Feierabend können wir bewusst zur Ruhe kommen, indem wir als Erstes intensiv Sport betreiben und uns auspowern, um Stress, Verspannung und Aggressionen loszuwerden, danach sind wir locker. Auch Sauna oder Massagebehandlungen liefern uns das Lockerlassen.

Was immer Sie bevorzugen, wie Sie entspannen, spielt keine Rolle. Aber LASSEN SIE LOCKER! Alles andere beeinträchtigt Ihr Wohlbefinden, Ihre Stimmung, Ihren Schlaf und Ihre Gesundheit.

Ihr Büro verfügt wahrscheinlich nicht über eine Sauna oder einen Fitnessraum, aber definitiv über einen Bürostuhl. Und die bisher erwähnten Übungen finden alle auf Ihrem Bürostuhl statt. Das ist tagsüber schon einmal die beste Option. Daher gilt es dranzubleiben; trainieren Sie Ihre Fähigkeit, immer und überall locker zu lassen, sich überall entspannen zu können. Diese Fähigkeit ist von unschätzbarem Wert für Sie und wird Sie für immer vor Burnout, Schlafstörungen und psychosomatischen Magenproblemen bewahren.

Relaxen im Bürostuhl

Hier ist die einfachste und bequemste aller Übungen: locker und entspannt s i t z e n.

Das können Sie längst. Tun Sie es BEWUSST. Im Büro, immer mal wieder zwischendurch.

Praxis:
Entspannt sitzen

Aufatmend zurücklehnen.
Die Spannung in den Schultern ertasten und locker lassen.
Die Gesichtsmuskeln entspannen. Dazu lassen Sie die Augenbrauen ein bisschen auseinandergleiten und einen Hauch von Lächeln über Ihr Gesicht huschen, in den Augen, in den Mundwinkeln, ganz unauffällig.
Die Arme werden bequem abgelegt, auf der Stuhllehne oder auf den Oberschenkeln.
Die Beine stehen locker und entspannt auf dem Boden.
Kurz aufatmen. Ganz von selbst vertieft sich Ihr Atem ein wenig.
So lange, wie Sie gerade möchten, für 20 Sekunden oder 3 Minuten.

Fertig.

Praxis:
30 Sekunden Soft-Stretching im Börostuhl

Kombinieren können Sie das »Einfach-nur-bequem-Sitzen« mit dem Soft-Stretching 1, siehe S. 39, dem »Bogen«.

Sie sitzen möglichst entspannt. Dann stemmen Sie Ihre linke Hand in Ihre linke Taille und biegen sich nach links. Der Kopf geht mit. Aufatmen und tief durchatmen. 10 Sekunden lang. Die rechte Schulter bleibt unten.

Sie stemmen Ihre rechte Hand in Ihre rechte Taille und biegen sich nach rechts, auch 10 Sekunden. Der Kopf geht mit. Die linke Schulter bleibt unten. Tief durchatmen.

Praxis:
10 Sekunden für einen geschmeidigen Rücken

Dann noch 10 Sekunden für das Stretching 2: Sie stemmen beide Hände in den Rücken und biegen sich nach hinten durch, den Kopf sanft in den Nacken gelegt. Nur kurz, aber mit tiefem Aufatmen. Zwei- oder dreimal nach hinten dehnen.

Diese kurze Sequenz zum Relaxen im Bürostuhl dauert kaum 1 Minute. Tut gut, oder?

Praxis: Eine Bewegung, die psychischen Stress löst

Die folgende Praxis hilft besonders dann, wenn Sie sich gerade mit Gereiztheit, Verkrampfung oder Ärger plagen.

Inszenieren Sie zum Loslassen ganz kurz eine Bewegung. Diese wird Ihnen helfen, auch psychisch loszulassen:

Ziehen Sie mit Ihrer geballten rechten Faust Ihr Stressgefühl oder Ihre spannungsgeladene Emotion imaginär ganz nah vor Ihre Brust und halten Sie das Gefühl dort kraftvoll ½ bis 1 Minute lang fest. Erlauben Sie sich dabei, Ihre Gereiztheit oder Wut zu spüren – Sie haben diese sozusagen am Wickel, fest in Ihrer geballten Faust. Atmen Sie dabei tief.

Dann lösen Sie ganz allmählich die Muskelspannung im rechten Arm.

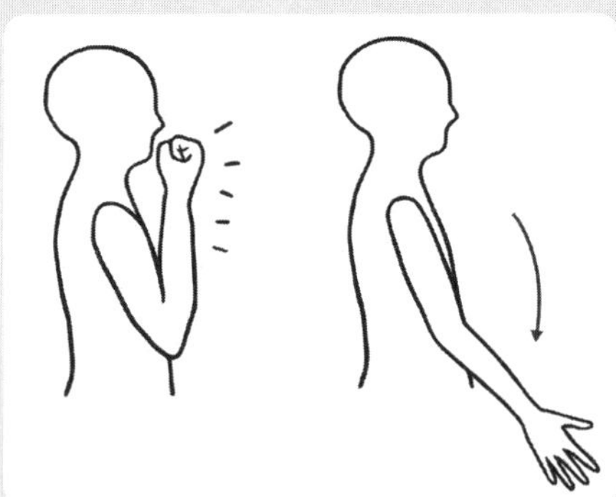

Der angezogene Arm wird weicher, ebenso die Schulter. Langsam lassen Sie das imaginär festgehaltene Gefühl hinabsinken. Mit dem Gedanken: »Das ist mir nicht wichtig genug!«

Dann lassen Sie die geballte Faust locker, die Hand öffnet sich. So, als würden Sie diese Anspannung, oder den Ärger, nun fallen lassen, wie einen Stein, der auf den Boden fällt. Der Arm sinkt ganz nach unten, die Hand ist geöffnet, die Finger locker.

Lassen Sie diese Anspannung und das Gefühl von Stress oder Ärger vorab so weit wie möglich mit einem tiefen A u s a t m e n locker. Mit einem weiteren tiefen Atemzug lassen Sie den Bauchbereich los.

Noch ein tiefer Atemzug des Loslassens, der Arm baumelt nun locker neben dem Körper.

Sie haben der Anspannung oder der Emotion mit dieser symbolischen Bewegung die Wichtigkeit entzogen – und sie losgelassen.

Es hilft, zusätzlich an die Flüchtigkeit von Emotionen zu denken. In ein paar Stunden oder am nächsten Tag sind Sie sicherlich schon wieder in einem ganz anderen Zustand.

Es folgt eine Basisübung zu Ihrer Entspannung, kurz und wohltuend. Diese Praxis steht Ihnen neben vielen weiteren als Audio-Version zur Verfügung, und nachdem Sie diese Entspannung einige Male beim Anhören genossen haben, funktioniert sie auch ganz mühelos auswendig.

Audio-Datei 1:
2-Minuten-Tiefenentspannung Kurzform

Ich sitze bequem. Meine Aufmerksamkeit registriert meinen Körper von Kopf bis Fuß.
Wo sitzt noch Anspannung? Dort lasse ich mit einem tiefen Aufatmen ganz locker.
Die Schultern sinken weich nach unten.
Meine Stirn entspannt sich. Die Augenbrauen gleiten ein wenig auseinander.

Mit drei tiefen Entspannungsseufzern lasse ich meinen Bauchraum locker.
Mein Atem fließt seidig und leicht.
Der Atem lockert meinen Bauch und bewegt die Bauchdecke ganz sanft mit jedem Atemzug.
Meine Handflächen werden strömend warm.
Meine Fußsohlen werden strömend warm.
Mein ganzer Körper ist entspannt und locker und weich.
Ich genieße es, meinen Körper von Kopf bis Fuß zu spüren.
Warm und friedlich ruhe ich in mir.
Jetzt tauchen meine Gedanken wieder ganz hier in der äußeren Situation auf.
Ich bin erholt. Frisch und wach tauche ich wieder auf.

Wenn Sie sich mehr Zeit nehmen können oder möchten, ist hier die »De-luxe-Version«, die Sie in sehr tiefe Ruhe bringt und spürbar regeneriert.

Audio-Datei 2:
10-Minuten-Tiefenentspannung intensiv

Meine Sitzhaltung ist entspannt und bequem. Ich lasse meine Schultern locker.
Jetzt atme ich ein paarmal tief auf.
Mit jedem Ausatmen lasse ich Stress los. Das ist so wohltuend, dass ich bei meinem Atem verweile.
Jedes Ausatmen ist ein Loslassen, ein tiefes Aufatmen. Ich atme besonders tief aus, sodass die Bauchdecke nach innen sinkt. Mit jedem Einatmen hebt sich die Bauchdecke wieder.
Ich nehme wahr, wie sich meine Bauchdecke mit jedem Atemzug hebt und senkt. Mein Bauchraum fühlt sich gelöst an. Wohlige, sonnige Wärme durchströmt meinen Bauchraum.

Mein Atem ist auch in der Nase spürbar. Seidig kühl fließt er durch die Nase ein, warm strömt er beim Ausatmen wieder aus.
Es tut mir gut, einfach nur mein Atmen zu spüren. Ich komme zur Ruhe.
Meine Arme sind entspannt.
Wohlige Wärme strömt beide Arme hinab und fließt prickelnd in meine Handflächen. Wohlige Wärme pulsiert bis in meine Fingerspitzen.
Auch meine Beine sind locker und entspannt. Angenehme Wärme flutet durch meine Beine hinab, durch die Knie, durch die Knöchel, bis in die Füße. Ich bewege einmal die Zehen. Meine Fußsohlen fühlen sich warm an, bis in die Zehenspitzen.
Wie geht es meinem Rücken? Kann ich hier noch ein bisschen mehr locker lassen?
Mein Gesicht ist entspannt und gelöst. Auch die kleinen Muskeln rings um die Augen herum sind locker und weich. Meine Augenbrauen gleiten ein wenig auseinander.
Ich spüre einen kaum merklichen Hauch von Lächeln in meinen Augen.
Ich bin ganz bei mir selbst.
Friedlich ruhe ich in mir und fühle mich wohl in meiner Haut.
Bevor ich meinen Körper wieder aktiviere, schenke ich mir noch eine wohltuende Affirmation. In Gedanken wiederhole ich die Affirmation, die mir gerade passend erscheint.

»Ich bin freundlich, humorvoll und werde von allen gemocht.«
»Ich fühle mich ruhig und stark, wie ein Fels in der Brandung.«
»Ich bin aktiv und frisch und gut gelaunt!«

Mit tiefen Atemzügen trifft meine Wahrnehmung wieder ganz hier ein. Unauffällig und trotzdem energisch spanne ich meine Beinmuskeln an, dann meine Gesäßmuskeln. Mit tiefen Atemzügen aktiviere ich auch meine Arme, ebenso unauffällig.
Es geht mir gut. Ich bleibe weiterhin in meiner inneren Ruhe und Gelassenheit.

Autogenes Training – 5-Minuten-Power-Version

Das autogene Training ist eine seit Jahrzehnten bewährte Methode, um schnell in tiefe Entspannung zu gelangen. Wir gehen über die Funktionen des zentralen Nervensystems in die physiologische Tiefenentspannung und stellen über die Suggestionen diesen Zustand her, den wir alle beim Einschlafen und beim Aufwachen erleben. In der Tiefenentspannung fühlt sich der ganze Körper locker und wohlig schwer an, die Hände und Füße sind warm durchblutet. Der Atem fließt ruhig und sanft. Der Solarplexus ist gelöst und warm, der Puls ruhig und der Kopf kühl.

Genau aus dieser Befindlichkeit hat Johannes Heinrich Schultz, der das autogene Training Anfang 1900 erfunden hat, die Entspannungsformeln hergeleitet.

Hier die Kurzversion fürs Büro. Die Formeln sind suggestiv, und am besten merkt man sich die Oberbegriffe, um währenddessen nicht überlegen zu müssen. Sie lauten:

1. Ruhe
2. Schwere
3. Wärme
4. Atem
5. Puls (Herz)
6. Solarplexus
7. Stirn

Sie finden die kurze Power-Version des autogenen Trainings aber auch als Datei zum Anhören. Sitzen Sie dazu bequem, mit angelehntem Rücken, Sie dürfen den Kopf ein bisschen nach vorn sinken lassen, wenn sich das angenehm für Sie anfühlt.

**Audio-Datei 3:
Power-Version autogenes Training**

Ich sitze bequem und entspanne den ganzen Körper von oben bis unten. Mein Nacken ist ganz weich und locker, die Gesichtsmuskeln sind gelöst.
In Gedanken wiederhole ich die folgenden Suggestionen mehrere Male:

Ich bin ganz ruhig ...
Meine Arme sind wohlig schwer ...
Meine Hände sind warm durchströmt, bis in die Fingerspitzen ...
Mein Atem fließt sanft ...
Mein Puls ist ruhig und gleichmäßig ...
Mein Solarplexus ist strömend warm ...
Meine Stirn ist kühl und frisch ...

Jetzt spanne ich meinen ganzen Körper kräftig an. Ich atme tief durch. Unauffällig recke und strecke ich mich.
Ich bin gelassen und selbstbewusst.
Erfrischt und voller Energie tauche ich wieder auf.

Wichtig ist, dass Sie sich nach dieser Entspannung kräftig aktivieren, durch Recken, Strecken und tiefes Atmen! Sonst bleiben nämlich Kreislauf und Stoffwechsel ganz gerne noch behaglich im Tiefenentspannungsmodus – während Sie sich wundern, dass Sie sich schläfrig fühlen und sich kaum konzentrieren können.

Mentales Training und meditative Visualisierungen

Gehören Sie auch zum Typus der Personen, die in erster Linie visuell ausgerichtet sind? Das sind die Ästheten unter uns, denen es nicht gleichgültig ist, welche Art von Beleuchtung vorhanden ist, wie der Schreibtisch und das Drumherum aussieht, geschweige denn der eigene Wohnraum. Sie gestalten gern und reagieren stark auf optische Eindrücke.

Wenn Sie zu diesem Typus gehören, können meditative Visualisierungen sehr nützlich für Sie sein. Visualisierungen sind ausgesprochen wirkungsvoll, denn sie wirken unmittelbar auf das Unterbewusstsein. Bilder sind tatsächlich die »Sprache« des Unterbewusstseins.

Vor allem ein Bild in Kombination mit einer Emotion ist für das Unterbewusstsein derart unwiderstehlich, dass es diesen Impuls früher oder später umsetzt.

Bestimmt wissen Sie von Sportlern, die das seit Jahrzehnten kennen und ihre Leistung durch mentales Training erheblich steigern. Bekommt das Unterbewusstsein immer wieder Bilder, zum Beispiel von einem erfolgreichen Hochsprung über glatte 2 Meter, verbunden mit einem triumphalen Siegergefühl und einer Trophäe, wird es den Körper zu maximalen Höchstleistungen befähigen. Die Leistungssportler aller Disziplinen nutzen das seit Jahrzehnten und setzen das mentale Training dafür erfolgreich ein.

Aber nicht nur sportliche Leistungen sind darüber zu optimieren. Die psychische Verfassung spricht sogar noch stärker und schneller auf mentales Training durch meditative Visualisierungen an, ganz besonders, wenn Sie ein visueller Typ sind. Dabei sind diese Visualisierungen immer ein reines Vergnügen, die Bilder sind wohltuend, wunderschön und zugleich tiefenwirksam.

Sie können es mit der folgenden Visualisierung gleich einmal ausprobieren. Diese zielt auf emotionale Gelassenheit und Resilienz ab.

Die folgende Visualisierung »Fels in der Brandung« weckt das Potenzial der in Ihnen schlummernden friedlichen Belastbarkeit und erzeugt innere Ruhe, um Ängste zu neutralisieren. Lesen Sie diese mentale Anleitung ruhig und entspannt, lassen Sie Ihre Fantasie mitspielen.

Sie finden diese und weitere Visualisierungen zum Anhören im Audio-Download zu diesem Buch. Der mentalen Visualisierung einfach zuzuhören, ist noch angenehmer und entspannender.

**Audio-Datei 4:
Gelassenheitsvisualisierung »Fels in der Brandung«**

Mit jedem Atemzug lasse ich den Körper immer tiefer in die Entspannung sinken ...
Meine Schultern sind entspannt.
Mein Bauch ist weich und gelöst. Wohlig lasse ich mich noch tiefer in die innere Ruhe sinken und erlaube meiner Fantasie, ein bisschen zu spielen ...
Ich wandere an einer Felsküste entlang. Es ist sonnig und warm.
Zu meiner Rechten erstreckt sich der tiefblaue, wogende Ozean, der im Sonnenschein funkelt.
Ich klettere über die Felsen der Küste, und der erfrischende Seewind weht kühl über meine Stirn.
Die Brandung bricht sich tosend an den Klippen, und ich sehe unter mir die schaumige weiße Gischt aufspritzen.
Die Luft riecht salzig. Ich spüre die Frische.
Tief atme ich die erfrischende, klare Seeluft in meinen Brustraum ein. Mein Brustraum fühlt sich weit und frei an.
Ein gewaltiger Felsblock taucht vor mir auf, der weit ins Meer ragt.
Fest und kraftvoll erhebt er sich über die weiß schäumende Brandung, die sich an ihm bricht.
Leichtfüßig klettere ich auf diesen breiten, massiven Felsen und wandere so weit nach vorn, wie es sich für mich gut und sicher

anfühlt. Vorne auf der Felsspitze lasse ich mich nieder, umgeben vom wogenden Meer.
Der Fels ragt fest und unerschütterlich aus dem Wasser empor. Ich blicke hinab und sehe, wie sich die aufspritzenden Wellen unter mir am Felsen brechen.
Ich lasse allen inneren Ballast los und atme erleichtert auf. Innerlich verschmelze ich mit diesem großen, mächtigen Felsen.
Ich fühle mich eins mit der unerschütterlichen Ruhe und Kraft des Felsens.
Während ich auf diesem mächtigen Felsen sitze, nehme ich intuitiv wahr, wie tief er in die Erde hinabragt, felsenfest mit ihr verbunden. Ich fühle mich mit den Tiefen der Erde verbunden, tief verwurzelt. Eins mit diesem Felsen erhebe ich mich hoch über die Meereswellen.
Ich bin stark und friedvoll.
Unerschütterliche Gelassenheit erlöst mich von allen Sorgen.
Ich selbst bin jetzt genauso erhaben wie mein Fels in der Brandung, kraftvoll und unerschütterlich.
Wie dieser starke Fels bleibe ich fest in der Erde verwurzelt. In meiner friedvollen Kraft ruhend, lasse ich die Brandung des Alltags an mir abprallen.
Mit tiefer Ruhe lasse ich den Blick über das im Sonnenlicht funkelnde Meer und den weiten blauen Himmel schweifen.
Ich genieße mein Dasein.
Die strahlende Sonne durchwärmt mich.
Warm und lebendig ruhe ich im Bewusstsein meiner inneren Klarheit.
Die Frische des Winds kühlt meine Stirn schenkt mir klare Bewusstheit.
Von tiefer Ruhe, großer Kraft und unerschütterlichem Selbstbewusstsein erfüllt komme ich gedanklich wieder hier in der Situation an.
Es geht mir gut.

Fit, gelassen und gut gelaunt im Büroalltag

Vielleicht hat Ihnen diese Bildimpression gefallen, hier folgt gleich noch eine andere mentale Stimulation zu Ihrer inneren Entspannung. Je nach individuellem Geschmack bevorzugt man natürlich bestimmte Bilder und mag andere weniger.

Den Charakter des Chefs können wir nun mal nicht ändern und uns leider auch nicht die gebührende und höchst erfreuliche Gehaltserhöhung verpassen. Genau deshalb muss der Schlüssel für Gelassenheit und Lebensfreude in erster Linie in der eigenen Psyche angewandt werden.

Für alle guten Dinge – für Leistung, Anerkennung, Gesundheit, Lebensfreude und vieles mehr – besteht die Basis in innerer Ruhe; das ist die Grundvoraussetzung für ein dauerhaft glückliches Befinden.

Wenn der Stress überhandnimmt, tut es daher gut, sich einmal kurz auszuklinken und die Turbulenzen von einer höheren Ebene aus zu betrachten. Dazu verhilft Ihnen auch dieser meditative visuelle Eindruck. Erlauben Sie sich diesen kurzen Tagtraum und Sie werden sich danach ein gutes Stück entspannter und souveräner fühlen.

Audio-Datei 5:
Anti-Stress-Visualisierung »Grand Canyon«

Mit jedem Atemzug lasse ich den Körper locker. Die Schultern sind entspannt, der Bauch ist weich und gelöst. Wohlig lasse ich mich in die innere Ruhe sinken, immer tiefer und tiefer.
Gelöst und friedlich erlaube ich meiner Fantasie, ein bisschen zu spielen ...
Es ist früh am Morgen. Neben mir erhebt sich eine hohe rot schimmernde Felswand.

Mit einem Rucksack wandere ich aufwärts zu einem Plateau des Grand Canyon.
Eine gewundene Stiege aus roter Erde führt hinauf. Mein Blick ist auf meine Füße gerichtet und ich höre den erdigen Boden unter meinen rustikalen Wanderschuhen knirschen.
Es ist anstrengend und ich bin etwas außer Atem. Aber ich steige immer höher, Schritt für Schritt.
Orange Steinblöcke ragen neben mir empor. Es ist sonnig, aber ich wandere auf der kühlen Schattenseite der hohen Felsen.
Das Gipfelplateau ist in Sicht, und ich mache die letzten, anstrengenden Schritte aufwärts.
Geschafft!
Ich tauche auf in blendendes Sonnenlicht.
Der herrliche Ausblick über die orangegoldenen Gipfel des weiten Grand Canyon belohnt mich für den anstrengenden Aufstieg.
Aufatmend lasse ich den Rucksack von meinen Schultern hinabgleiten. Ich fühle mich befreit von aller Schwere und Anstrengung.
Tief unter mir durchschneidet eine gewundene Schlucht die roten Hochplateaus. Unten durch das Tal windet sich in großen Bögen der leuchtend blaue Colorado River.
Ich fühle mich hoch über der Welt angelangt, erhaben über sämtliche Alltäglichkeiten.
Genussvoll trinke ich klares, kühles Wasser aus meiner Wasserflasche. Den letzten Rest des erfrischenden Wassers gieße ich mir über meine Stirn und spüre die Kühle.
Azurblauer Himmel erstrahlt über den orangerot glühenden Gipfeln.
Ich atme die klare, leuchtende Himmelsluft mit tiefen Atemzügen.
Es fühlt sich an, als würde ich die strahlend blaue Klarheit und Freiheit in meinen Brustraum hineinatmen. Herrlich befreiend!
Ich genieße jeden Atemzug und fühle mich leicht und frei.
Die Sonne durchwärmt mich mit ihrem vitalisierenden Licht und lädt meine innere Batterie wieder auf.
Ein Kondor segelt mit weit ausgebreiteten Schwingen durch den klaren Himmel.

Alle Dinge erscheinen aus dieser Höhe betrachtet klein und unwichtig. Souverän ruhe ich in mir.
Mein Geist ist wach und klar.
Entspannt lasse ich mich auf einem der Felsbrocken nieder, hier oben auf meinem Plateau. Ich spüre, wie mich die Schwerkraft der Erde festhält und sicher trägt. Diese kraftvolle Verbindung mit der Erde schenkt mir tiefe Gelassenheit.
Mein Bauchraum ist wohlig locker und weich. Ein warmes, friedliches Gefühl erfüllt mich.
Es ist Zeit, zurückzukehren. Federleicht, geradezu schwebend, wandere ich abwärts.
Warm, gelöst und zufrieden lasse ich meine Gedanken nun wieder hier eintreffen.
Mit tiefen Atemzügen spanne ich Arme und Beine an.
Ich bin erfrischt und erholt.
Ich bin gelassen und ruhe in mir selbst.

Visuelle Meditation für Gelassenheit und Ruhe

Die folgende Visualisierung lässt Sie in Ihre Mitte zurückfinden und alles Störende loslassen.

Audio-Datei 6:
Entspannungsvisualisierung »Am Fluss«

Ich lasse meine Schultern locker und entspanne den ganzen Körper. Erleichtert atme ich auf. Mit jedem tiefen Atemzug lasse ich alle Anspannung los. Jedes Ausatmen ist ein Aufatmen.
Mein Bauch ist weich und gelöst. Warm und friedlich versinke ich in mir selbst. Ich lausche auf das leise Geräusch meines Atems.
In der wohligen Ruhe genieße ich es, die Wärme meines Körpers zu spüren. Mein Gesicht ist entspannt, meine Stirn ist frisch und kühl.

In mir entsteht das Gefühl eines Lächelns, in dem sich die Reste von Anspannung auflösen.
Meine Fantasie darf ein wenig spielen ...
Ich schlendere barfuß über eine saftig grüne Wiese, hin zu meinem Lieblingsplatz am Fluss.
Weich spüre ich das Gras unter meinen Füßen und rieche den frischen Duft der Natur. Die Sonne scheint warm, und sanfter Wind weht kühl über mein Gesicht. Von Weitem sehe ich den schmalen, kristallklaren Fluss im Sonnenlicht schimmern.
Am Ufer angekommen, hebe ich ein paar Kieselsteine auf und werfe sie ins Wasser. Glucksend spritzt jedes Mal eine kleine Wasserfontäne auf.
Aufatmend lasse ich mich im Gras am Ufer nieder. Es tut mir gut, hier zu sein.
Ich lausche auf das leise, murmelnde Plätschern und betrachte die kleinen Wellen.
Es erfrischt mich, dem klaren Fließen des Flusses zuzuschauen.
Hier kann ich alles loslassen, alles davonfließen lassen, was mich bedrückt oder verspannt.
Als wären es fassbare, sichtbare Formen, gebe ich alles, was mich belastet, alles Unangenehme in den Fluss hinein.
Erleichtert schaue ich zu, wie die Strömung alle unliebsamen Dinge einfach mitnimmt und sie von mir fortspült.
Nach diesem Gedankenspiel fühle ich mich erleichtert und befreit.
Ich atme ruhig. Mein Atem fließt tief und frei. Es ist ein Gefühl, als könnte ich das leuchtende Blau des Himmels in meinen Brustkorb einatmen. Ich atme die Freiheit und Weite des Himmels.
Tief entspannt betrachte ich das glitzernde Fließen.
Das Wasser ist so klar, dass ich bis auf den Grund schauen kann, wo die goldenen Lichtreflexe der Sonne über die runden Kiesel tanzen.
Die Strömung lässt sprudelnde Tröpfchen an einem Stein emporspritzen. In der Sonne funkeln sie wie Milliarden Diamanten.

Über mir erstreckt sich der Himmel in endlos weitem Blau, und hin und wieder zieht ein kleines weißes Wölkchen durch diese Weite, das sich schon bald im warmen Sonnenschein auflöst.
Ich fühle mich friedlich. Es ist wohltuend, einfach mich selbst zu spüren.
Während ich mich hier am Fluss ausruhe, fühle ich mich so still und gelassen wie ein Buddha.
Ein Buddha, der in tiefer Gelassenheit das ewige Strömen des Flusses betrachtet. Vollkommen gleichmütig.
Ich fühle mich zufrieden und bin ganz wach und klar.
In dieser tiefen Ruhe bin ich meiner selbst gewahr.
Ich spüre die Wärme meines Körpers. Meine Lebendigkeit. Mein Dasein. Mein Wachsein.
Es ist wundervoll, ICH zu sein.
Mit dieser inneren Ruhe und Klarheit aktiviere ich jetzt meinen Körper wieder und bleibe gesammelt und zentriert.
Meine Aufmerksamkeit bleibt ganz bei mir selbst, wenn ich mich jetzt recke und strecke.
Ich ruhe weiterhin in mir – stark und klar.

Atem – Ihr Power-Tool immer und überall

Schlüssel zu Entspannung und Wohlbefinden

Es gibt Menschen, die scheinen jede unliebsame Situation einfach an sich abperlen lassen zu können. Die besonders sensiblen Naturen hingegen laufen unter Druck völlig irritiert durch die Welt, murmeln verlegen »Oh, tut mir leid, bin etwas spät dran«, und jeder emotionale Windhauch vermag sie gründlich durcheinanderzuwirbeln. »Mann, ist der heute mal wieder verpeilt«, finden die Kollegen und verdrehen die Augen. Gerade kreative Menschen gehören oft zu dieser Sorte – wie ungerecht!

Diese sensiblen und kreativen Persönlichkeiten brauchen also unbedingt Zentrierung. Und wie kann man in sich selbst ruhen wie ein Fels in der Brandung und den Stürmen trotzen wie ein Bison?

Gute Nachrichten: Die nützlichste und blitzschnell funktionierende Methode zur Zentrierung besteht ganz simpel darin, den eigenen Atem zu beachten. Der Atem arbeitet innerlich – folglich bringt er uns direkt nach innen – zurück in die eigene Mitte.

Dabei ist es beliebig, ob Sie dem leisen Geräusch Ihres Atems lauschen oder ob Sie den Atem in der Nase spüren oder sich lieber auf die Atembewegung des Bauchraums konzentrieren. Sobald Sie mit der Aufmerksamkeit bei Ihrem Atem verweilen, sind Sie bei sich selbst.

Vor allem ist die Beobachtung des eigenen Atems immer und überall einsetzbar, ohne dass es jemand bemerkt! Ob in der Konferenz oder am Schreibtisch, es ist in jeder Alltagssituation wohltuend, entspannend und zentrierend, sich des eigenen Atems bewusst zu sein.

Wenn tausende Gedanken Sie typischerweise natürlich sofort wieder vom Atem ablenken, *zählen* Sie einfach Ihre Atemzüge, am besten sogar rückwärts, vielleicht von 20 auf 0 herunter. Das fokussiert die Aufmerksamkeit auf den Atem.

Jede Form der Atemzentrierung ist entspannend und zugleich vitalisierend. Schließlich handelt es sich bei Luft um unsere »Hauptnahrung«. Wir können wochenlang ohne Nahrungsmittel sein und tagelang ohne Flüssigkeit, aber wie lange überleben wir, ohne zu atmen? Wenige Minuten. Unser Körper »trinkt« also ständig vitale Energie aus der Atemluft.

Die schlechte Nachricht: Wir alle sind ziemlich geizig mit unserer Hauptenergiequelle, dem Sauerstoff! Wir gönnen uns meist viel zu wenig von diesem Energietreibstoff. Wieso? Weil durchschnittliche Lungen circa 4 Liter Volumen haben. Und was machen wir? Normalerweise atmen wir nur rund 500 Milliliter ein und aus. Das heißt, dass rund 3,5 Liter verbrauchte Luft permanent in der Lunge herumdümpeln! Jede Blumenvase wird öfter mit komplett neuem Frischwasser versorgt als unsere Lungen mit einer komplett neuen Füllung Frischluft. Ausnahme: beim Sport, wenn wir außer Atem geraten. Dann wird die Luft vollständig ausgetauscht.

Aber was sollen wir tun, um im Alltag die verbrauchte Luft in der Lunge vollständig durch Frischluft zu ersetzen? 10 Minuten Hanteltraining im Großraumbüro?

Der bessere Trick lautet: einfach GANZ LEER atmen! So tief ausatmen, dass wir dabei den Bauch einziehen! Dann ist die verbrauchte Luft komplett draußen und neue Luft füllt die Lungenflügel von Grund auf. Schon mit einem dreimaligen tiefen Aus- und Einatmen ist die Lunge frisch durchweht und Sauerstoff fließt verstärkt ins Blut. Besonders unser Gehirn freut sich sofort darüber und belohnt uns mit verbesserter Konzentration.

Grundsätzlich sollte man sich übrigens gönnen, in einem gut belüfteten Raum zu sitzen. Wenn die Kollegen sagen: »Das zieht! Fenster zu!«, dann funktioniert Stoßlüften mit einer kurzen Phase Durchzug genauso gut.

Unser Vitalelixier Nummer eins ist und bleibt nämlich die Frischluft.

Vitalelixir Nummer zwei sei hier der Vollständigkeit halber auch kurz erwähnt: Wasser! Unser Gehirn braucht Flüssigkeit, am besten klares Wasser, denn der gesamte Körperstoffwechsel liebt pures Wasser. Zusätzlich zu Kaffee, Tee, Saft oder Limo – trinken Sie zwischendurch immer mal wieder ein paar Schlucke klares Wasser.

Es folgen verschiedene Übungen, über die eigene Atmung Entspannung, Zentrierung und Vitalisierung herzustellen. Wahrscheinlich werden Sie schon beim Durchlesen Lust darauf bekommen, damit experimentieren und bald Ihre Lieblingsatemtechnik sondiert haben.

Zur Praxis der Übungen im Großraumbüro

Entweder Sie gehören zu den extrovertierten Naturen – dann zetteln Sie bitte die Schreibtisch-Workouts in Ihrem ganzen Büro an und instruieren Sie Ihre Kollegen, mitzumachen. Animieren Sie alle und initiieren Sie eine Anti-Stress-AG, für die Sie jeden oder jeden zweiten Tag zwei oder drei der Übungen auswählen. Im letzten Kapitel finden Sie dazu gut geeignete kurze Kombinationen von Übungen, die besonders gruppentauglich sind und der Wellness dienen. Die Zeitdauer ist variabel zwischen 5 und 30 Minuten, ganz nach Zeit, Lust und Laune.

Wenn Sie eher zu den introvertierten Persönlichkeiten gehören oder finden, dass die Kollegen dafür nicht sonderlich aufgeschlossen sind, können Sie alle Übungen absolut unauffällig und unsichtbar nur für sich selbst praktizieren. Wie Ihnen sicherlich nicht entgangen ist, sind die Methoden hier alle unter dem Aspekt der Unauffälligkeit und der Bürostuhltauglichkeit ausgewählt.

Wenn die Kollegen Ihren Screen einsehen können, bearbeiten Sie während der Übungspraxis natürlich immens wichtige Tabellen oder Ähnliches.

Niemand kommt auf die Idee, dass Sie tatsächlich gerade Rückenyoga im Sitzen mit anschließender Tiefenentspannung praktizieren. Schließlich ist Ihr Blick in den Bildschirm versunken und eine Hand ruht auf der Maus oder der Tastatur.

Falls die Kollegen Ihren Bildschirm aber nicht einsehen können, googeln Sie sich doch blitzschnell irgendein ein schönes Naturfoto, das Sie fasziniert. Dieser visuelle Input verstärkt Ihr Wohlbefinden während Ihrer Übung, ist aber kein Muss.

Zu den folgenden Atemübungen gibt es zwar keine Audio-Dateien, aber diese Atemmethoden sind so simpel, dass Sie sie einfach während des Durchlesens durchführen können.

Bauchatmung

Bauchatmung ist das allerwichtigste beim Atmen! Daher ist sie unsere erste Methode.

Achten Sie immer darauf, dass Ihr Bauch möglichst locker ist und dass der Atem Ihren Bauch bewegt. Sonst atmen Sie nur im oberen Brustbereich, ähnlich wie die Damen im Rokoko, die so eng geschnürt waren, dass sie nur den oberen Brustkorb bewegen konnten. (Vor lauter Sauerstoffmangel fielen sie dann auch dauernd in Ohnmacht.)

Praxis:
Bauchatmung

Sagen Sie sich selbst:

Ich sitze entspannt und bequem. Mein Bauch ist locker und ich lege eine Hand auf den Bauch.
Ich atme einige Male tief durch, damit löse ich die Anspannung des Solarplexus und des Zwerchfells.
Nun atme ich langsam und tief zu meiner Hand hin, sodass sich die Hand und die Bauchdecke beim Atmen leicht vor und zurück bewegen.

5 Minuten Atemyoga

Hier folgt eine 5-minütige Atemübung. Dabei entspannt man sich systematisch über die Atmung. Zusätzlich wird vitale Energie über die Extraportion frischen Sauerstoffs aufgetankt.

Die Aufmerksamkeit wandert währenddessen von unten nach oben – vom Beckenboden hinauf zum Bauch, zum Brustraum und schließlich zur Stirn.

Praxis:
5 Minuten Atemyoga

1. Minute: Entspannnungsatmung

Ich entspanne meine Schultern. Auch den Bauchraum lasse ich ganz locker. Mein Körper ist gelöst und entspannt.

Bewusst spüre ich mein Atmen. Eine Minute lang »trinke« ich die Atemluft genussvoll, wie köstlichen Duft.

Ich genieße mein friedliches Atmen.

2. Minute: Beckenboden (energetisierend)

Ich spanne meine Beckenbodenmuskeln an. Dabei stelle ich mir vor, dass meine Atemluft bis zum Beckenboden fließt. Beim Weiteratmen halte ich diese Muskeln 1 Minute lang angespannt. Vitale Energie erfüllt mich mit jedem Atemzug. Nach 1 Minute lasse ich die Beckenbodenspannung wieder los.

3. Minute: Bauch (tiefenentspannend)

Meine Aufmerksamkeit wandert zum Bauchraum. Die Bauchdecke hebt und senkt sich mit jedem Atemzug.

Mit jedem Atemzug atme ich weichen Frieden in meinen Bauch hinein. Mein Solarplexus fühlt sich strömend warm an. Der gesamte Bauchraum ist weich, warm und locker. Die Bauchdecke hebt und senkt sich sanft mit jedem Atemzug.

Wohlige Zufriedenheit breitet sich in mir aus.

4. Minute: Brustraum (stimmungsverbessernd)

Ich spüre meinen Brustraum mit jedem Atemzug. Jeder Atemzug schenkt meinem Brustraum die Weite und Freiheit des klaren Himmels. Ein warmes, sonniges Gefühl erfüllt meinen Brustraum. Ich fühle mich wohl in mir selbst.

5. Minute: Stirn (konzentrationsfördernd)

Meine Konzentration richtet sich auf meine Stirn und Augenbrauen.

Das seidige Fließen des Atems durchweht meine Stirn hell und erfrischend.

Zentrierung im Atem

Sitzen Sie gemütlich und entspannt, lassen Sie Ihre Schultern und den Bauch locker.

Gehen Sie nun verschiedene Wahrnehmungsperspektiven Ihres Atems durch, so kurz oder so lange, wie Sie gerade Lust und Zeit haben.

Atmen Sie dabei eher langsam und genießen Sie das Gefühl des Atmens, in dem Bewusstsein, pure Lebensenergie zu »trinken«. Der Atem fließt ungezwungen, ohne Kontrolle.

Atem wahrnehmen

Verweilen Sie bei Ihrer Lieblingsatemwahrnehmung, so, wie Sie es am angenehmsten finden. Jede Version, den eigenen Atem wahrzunehmen, entspannt und zentriert Sie.

Sie werden die Wohltat für Ihren Körper und für Ihren Geist sofort wahrnehmen. Die Ausrichtung auf den Atem schenkt friedliche Selbstzentrierung. Diese Achtsamkeitsübung ist tiefenentspannend, sodass sie Ihnen abends auch helfen kann, zur Ruhe zu kommen und bald einzuschlafen.

Praxis:
Atem wahrnehmen

ATEMGERÄUSCH: Auf den Atem horchen. Lauschen Sie einfach auf den eigenen Atem, wenn die Umgebungsgeräusche nicht zu laut sind. Diese Übung zentriert und beruhigt.

LUFTSTROM: Beobachtung des Luftstroms. Nehmen Sie den Atem in Ihrer Nase wahr. Spüren Sie das seidige Einströmen der kühlen eingeatmeten Luft in der Nase. Spüren Sie das Ausströmen der leicht erwärmten Luft aus der Nase.

ATEMBEWEGUNG: Fühlen Sie die innere Atembewegung im Körperinnenraum, in der Bewegung des Brustkorbs und des Bauches. Spüren Sie, wie sich Ihr Brustkorb weitet und wieder einsinkt. Spüren Sie ebenfalls die Bauchbewegung, die der Atem verursacht. Mit jedem Atemzug hebt sich die Bauchdecke ein wenig, und mit jedem tiefen Ausatmen sinkt sie wieder etwas ein.

ATEM ZÄHLEN: Zählen Sie Ihre Atemzüge von 20 hinunter auf 0. (Einmal ein- und ausatmen gilt als eine Zahl.)

Stress ausatmen und loslassen

Zwischendurch: Schauen Sie einmal nach Ihrem Atem! Erfolgt er gepresst, ganz flach? Dann vertiefen Sie den Atem ein bisschen, am besten mit tiefem Aufatmen und (leisem) Seufzen. Damit lockern Sie sofort Ihren Solarplexus, in dem sich Verspannung als Erstes manifestiert. Der Solarplexus ist das Nervengeflecht hinter Ihrem Magen und von größter Bedeutung für Ihr Wohlbefinden. Denn jeder stressige oder ärgerliche Gedanke wird von den Solarplexus-Nerven sofort in Muskelspannung verwandelt. Der Solarplexus ist sozusagen unsere psychosomatische Schaltstelle, und auf seinen Zustand sollten wir gut achten.

Oft sind wir aber jahrelang an die Verspannung des Solarplexus gewöhnt und bemerken sie gar nicht mehr. Infolgedessen ist das Zwerchfell chronisch angespannt. Und was bewirkt das? Eine zu flache Atmung. Sie stellen sich dann leider zu wenig Sauerstoff zur Verfügung und haben viel weniger vitale Energie und Konzentration verfügbar. Diese »Sauerstoffblockade« gilt es bewusst wahrzunehmen, denn dann können wir sie unmittelbar auflockern. Wenn Sie immer wieder ein bisschen mit Ihrer Atmung »spielen«, wird es Ihnen sofort bewusst, sobald sich das Zwerchfell wieder verspannt.

»Mit der Atmung spielen«, was um alles in der Welt kann man sich denn darunter vorstellen?

Der »Omaseufzer«

Ich hatte eine liebe Großmutter, die ab und zu, wenn sie sich aufgeregt hatte oder angespannt war, ihren typischen Omaseufzer ausstieß. »Haaaaah«, so in etwa klang das. Und dieser Klang hatte etwas Erlösendes, das fiel mir schon als Kind auf, was mich nicht daran hinderte, mich über sie und ihre gelegentlichen Omaseufzer lustig zu machen. Jahrzehnte später begriff ich, dass sie damit das wichtigste und einfachste Entspannungstool benutzte: mit einem tiefen Atemzug den Bauch und den Solarplexus locker zu lassen. Irgendwann nannte ich in meinen Seminaren diese tiefen Entspannungsatemzüge, die durchaus hörbar erfolgen dürfen, zur Belustigung meiner Teilnehmer den »Omaseufzer«. Doch diese Bezeichnung war so einleuchtend und witzig, dass sie jedem die Hemmung nahm, hörbar zu atmen. Und genau das empfehle ich Ihnen hier auch. Je nachdem, ob ein Dutzend Kollegen das unmittelbar mitbekommt, machen Sie den Stoßseufzer natürlich lieber lautlos. Das funktioniert auch, es empfiehlt sich, dann einfach besonders langsam und tief zu atmen.

Lassen Sie ansonsten geräuschvoll »Dampf ab!«, mit einem hörbaren Ausatmen: »Haaaaaahhhh!«

Rhythmisches Atmen

Diese Atemtechnik ist einfach, beruhigend und energetisierend.

**Praxis:
Rhythmisches Atmen**

Ich atme 4 Sekunden lang ein und 4 Sekunden lang aus.

Wenn mir das leichtfällt, atme ich 4 Sekunden lang ein und 6 Sekunden lang aus!

Beim Ausatmen lasse ich bewusst die Schultern locker und ziehe den Bauch ein, sodass ich ganz leer atme.

Ungewohnt, oder?

Denken Sie daran, Ihre Lungen sind ein Gefäß, in dem sich die Luft bewegt. Wir atmen aber nur eine kleine Portion Luft hinzu, und eine kleine Portion Luft wieder aus, die meiste Luft bleibt in der Lunge und ist, wie gesagt, etwas »abgestanden«, auch wenn sie immer wieder mit etwas frischer Luft vermischt wird.

Mit der 4-Takte-Einatmung und 6-Takte-Leeratmung ändern Sie das. So nutzen wir endlich mal mehr Lungenvolumen. Die komplette Ausatmung oder Leeratmung ist dafür die simple Voraussetzung.

Rhythmisches Atmen mit Luftanhalten
Welchen Vorteil hat das rhythmische Atmen durch Luftanhalten? Das Innehalten nach der Einatmung hält das Zwerchfell kurz in der maximalen Dehnung. Effekt: Das Zwerchfell lockert sich umso mehr. Den Rhythmus 4 – 4 – 6 dürfen Sie verlängern oder verkürzen, aber behalten Sie diesen Rhythmus bei – Einatmen und Luftanhalten gleich lange, Ausatmen länger.

**Praxis:
Rhythmisches Atmen mit Luftanhalten**

Ich sitze gemütlich und bequem. Einige Male seufze ich tief und atme auf. Der Bauch entspannt sich.

Mein Atem geht nun in die tiefe Bauchatmung über und ich spüre, wie mein Bauch sich beim Atmen hebt und senkt.

Ich atme in gleichmäßigem Rhythmus, indem ich beim Einatmen bis 4 zähle – dann 4 Sekunden lang den Atem anhalte – und 6 Sekunden lang ausatme/leer atme.

Energieatmung

Die Energieatmung ist aktivierend und vitalisierend. Sie sollte 3- bis 6-mal ausgeführt werden.

**Praxis:
Energieatmung**

Während des langsamen Einatmens durch die Nase spanne ich alle Körpermuskeln möglichst fest an. Diese Muskelspannung halte ich einen Moment und bin mir meiner Kraft und Stärke bewusst.

Nun atme ich durch den Mund aus und lasse dabei die Muskeln wieder locker.

Stirnatmung

Die sogenannte Stirnatmung wirkt besonders auf den Geist und die Konzentrationsfähigkeit, sie aktiviert und erfrischt.

Praxis:
Stirnatmung

Beim Einatmen stelle ich mir vor, dass der kühle Luftstrom erfrischend bis hinauf in die Stirn fließt und dort ein klares, kühles Gefühl erzeugt.

Jedes Ausatmen ist ein inneres Lockerlassen, das mich beruhigt.

»Erdende« Atmung

Diese Form des Atmens stabilisiert und bringt Sie mit der eigenen Kraft in Verbindung.

Praxis:
Erdende Atmung

Ich sitze locker und bequem. In meiner Fantasie stelle ich mir vor, wie ein Berg zu sein und aus der Erde emporzuwachsen.

Beim tiefen Einatmen stelle ich mir vor, Energie von unten aus der Erde emporzuziehen – bis hinauf zum »Berggipfel«, meinem Scheitel – dann lasse ich diese Energie beim Ausatmen wieder tief in die Erde hinabfließen.

Mit jedem Atemzug wird meine Verbindung zur Erde stärker und tiefer, ich fühle mich unerschütterlich fest und kraftvoll.

Ich fühle mich kraftvoll und unerschütterlich fest mit den Tiefen der Erde verbunden, dabei ragt »der Berggipfel« hoch in die Lüfte empor, von frischem, kühlem Wind umweht.

Befreiende Atmung

Diese Atemübung wirkt lösend und befreiend, sie ist auch bei schlechter Laune, Problemen und depressiven Stimmungen wohltuend. Diese Atemübung dürfen Sie auch zuhörend genießen, Sie finden Sie als siebte Audio-Datei.

Audio-Datei 7:
Befreiende Atmung

Diese Atemübung wirkt lösend und befreiend, sie ist auch bei schlechter Laune, Problemen und bei depressiven Stimmungen wohltuend.

Ich sitze locker und bequem.
In meiner Vorstellung atme ich die Luft des weiten Himmels ein, ganz gleich, wo immer ich mich auch befinde. Die Luft hat keine Eingrenzung, und in meinem Büro ist die gleiche Luft, wie sie draußen den ganzen blauen Himmel erfüllt.
Jeder Atemzug verbindet mich mit der unendlichen Weite und Freiheit der Luft.
Das Fließen meines Atems schenkt mir das Gefühl der Weite und des luftigen Raums.
Genussvoll atme ich die Weite und die Freiheit des leuchtend blauen Himmels ein. Mein Brustkorb ist durch den Atem verbunden mit der befreienden Weite des Himmels. Mein Brustraum ist weit und frei.
Jeder Atemzug durchweht mich wie ein sanfter Wind, und ich bin eins mit diesem Wind, luftig, schwebend, grenzenlos und frei.
Ich fühle mich wunderbar leicht und erfrischt.

Nun folgt für Sie eine weitere Audio-Version, die Ihre Aufmerksamkeit ebenfalls auf den Atem lenkt und Sie außerdem mental entspannt. Gern können Sie sich von dieser Visualisierung auch für Ihren nächsten Waldspaziergang inspirieren lassen.

Audio-Datei 8:
Visuelle Meditation für den Atem – »Waldlichtung«

Diese Visualisierung ist tiefenentspannend und erfrischend.

Aufatmend lasse ich alle Anspannung los. Die Schultern entspannen sich.
Mit einem tiefen Atemzug lasse ich den Bauch locker. Mit jedem Atemzug hebt und senkt sich meine Bauchdecke. Mein Bauchraum ist weich und gelöst. Mein Solarplexus ist strömend warm.
Immer tiefer sinke ich in meine friedliche Selbstwahrnehmung.
In meiner Vorstellung gehe ich an einem warmen Maimorgen durch den Wald spazieren. Das frische Grün ist von der Sonne durchstrahlt.
Ich lasse alle alltäglichen Dinge hinter mir und wandere unbeschwert zwischen den hohen Bäumen hindurch. Leise rauschen die Baumwipfel im Wind. Die Sonne funkelt durch die hellgrünen Blätter.
Unter meinen Füßen fühle ich den weichen Waldboden, der von Tannenzapfen und Nadeln bedeckt ist. Leichtfüßig wandere ich zwischen den hohen Fichten, Tannen und Kiefern hindurch.
Mit jedem Atemzug nehme ich die Frische des Waldes in mich auf – den harzigen Geruch all der Nadelbäume, den Duft von Moos und Gräsern. Ich rieche auch den feuchten, erdigen Waldboden.
Genussvoll atme ich die klare Waldluft ein.
Wie das duftet!
Ich trinke jeden Atemzug wie duftenden Balsam.
Es tut mir gut, hier einmal ganz bei mir selbst zu sein, in der grünen Frische des Waldes. In all diesen verschiedenen Grüntönen!
Friedlich betrachte ich die samtigen Moospolster auf der Rinde eines liegenden Baumstumpfes. Das tiefe Moosgrün scheint von

innen heraus zu leuchten. Daneben breiten sich ausladende Farnwedel aus und zartgrüner Klee, auf dessen Blättchen noch die Tautropfen funkeln.
Fröhliches Vogelgezwitscher erklingt.
Zwischen den hohen, dunkelgrünen Tannen und Fichten scheinen lange goldene Sonnenstrahlen bis zu mir.
Vor mir öffnet sich eine Waldlichtung mit einem sonnendurchstrahlten kleinen Teich. Das klare Wasser schimmert grün, und auf den glitzernden kleinen Wellen schaukeln einige Seerosen.
Diese Idylle ist von Frieden erfüllt, und ich lasse mich am moosbewachsenen Ufer des Teiches nieder. Das Schilf wiegt sich im sanften Wind und die Sonne funkelt auf den Wellen.
Mein Körper wird von der Sonne warm durchstrahlt.
Ich lasse vollkommen los. Und habe das Gefühl, mit dem Wald zu verschmelzen.
Bewusst atme ich die heilende Frische des Waldes.
Im sonnig leuchtenden Grün der Natur fühle ich mich geborgen und beschützt.
Ich nehme die Ruhe des Waldes in mich auf.
Zufriedenheit und Ruhe erfüllen mein ganzes Wesen.
Mit diesem Gefühl der inneren Zufriedenheit lasse ich meine Aufmerksamkeit wieder in der Situation hier ankommen.
Erfrischt und erholt spanne ich meine Muskeln an und atme tief durch.

Stress? Mich wiederfinden – mit dem Atem friedlich in mir selbst versinken

Wie finde ich schnell zu mir selbst zurück und finde meine innere Ruhe wieder? Hier ist eine Atempraxis, die »erste Hilfe« bietet und schnell wirkt. Nehmen Sie sich am besten 5 Minuten Zeit dafür, Sie finden auch diese geführte Atemübung online zum Anhören.

Audio-Datei 9:
Stress? Mich wiederfinden – mit dem Atem friedlich in mir selbst versinken

Ich lehne mich gemütlich an und sitze ganz bequem.
Meine Schultern sinken ein wenig nach unten. Die Stirn entspannt sich. Jetzt gönne ich mir ein paar tiefe Stoßseufzer, mit denen ich locker lasse.
Mehrmals sage ich mir innerlich: »Ich lasse los ... Ich lasse los.«
Um Zwerchfell und Bauch zu lockern, praktiziere ich das tiefe Ausatmen, das Leeratmen. Ich atme langsam aus und ziehe dabei den Bauch ein. Der Bauchnabel gelangt dabei möglichst nahe an die Wirbelsäule.
Langsam und tief atme ich wieder ein. Das kräftige Baucheinziehen wiederhole ich beim Ausatmen.
Ich bleibe entspannt in der langsamen Tiefatmung, aber ohne zu pressen oder etwas zu zwingen. Mein Atem fließt leicht und angenehm.
Meine Bauchdecke hebt und senkt sich beim Atmen. Der Bauchraum wird dabei immer lockerer.
Meine Wahrnehmung versinkt in meinen Bauch. Das tut mir gut, und alle Spannung fällt von mir ab.
Mit jedem Atemzug werde ich noch ruhiger und ruhiger.
Ich versinke mit meinem Atem friedlich in mir selbst.
Wohlige, warme Ruhe durchströmt mich.
Ich bin wieder ganz in meiner Mitte. Ich bin bei mir selbst.
Mein Körper ist locker und entspannt, vom Kopf bis zu den Füßen.
Ich fühle mich wohl in meiner Haut.
Jetzt spüre ich den Atem in meiner Nase, seidig und angenehm. Jedes Einströmen des seidigen Luftstroms erfrischt meine Stirn von innen.
Meine Stirn ist frisch und kühl. Mein Geist ist wach und klar.
Regeneriert und entspannt tauche ich auf, mit guter und ruhiger Konzentration.

Nur 1 Minute – Yoga-Wechselatmung

Im Yoga nennt man diese Übung »Reinigungsatmung«, denn sie beruhigt, harmonisiert und »reinigt« psychisch. Es heißt, dass die Wechselatmung auch die rechte und linke Hirnhälfte miteinander synchronisiert und die kreative Energie mit der rationalen verbindet.

Vielleicht googeln Sie dazu ein schönes Foto, eventuell einen Wasserfall oder Wald. Im Yoga legt man dabei Daumen und Ringfinger der rechten Hand an die Nasenflügel. Damit werden wir jetzt abwechselnd die Nasenlöcher zudrücken.

**Praxis:
Yoga-Wechselatmung**

Ich beginne mit ein paar tiefen, ruhigen Atemzügen. Der Bauch ist locker und bewegt sich mit jedem Atemzug.

Ich sitze mit gerade aufgerichtetem Rücken und drücke abwechselnd mit Daumen und Zeigefinger jeweils ein Nasenloch zu:

Durch das rechte Nasenloch atme ich tief und langsam ein, durch das linke Nasenloch atme ich tief und langsam aus.

Nun atme ich jeweils durch das Nasenloch ein, durch das ich zuvor ausgeatmet habe.

Immer wieder durch das Nasenloch einatmen, durch das zuvor ausgeatmet wurde.

Abwechselnd.

Rechts ein, links aus.

Links ein, rechts aus.

Energieschub – besser als Kaffee!

So, und jetzt geht es richtig los, denn Ihr Atem ist nicht nur ein Entspannungstool, sondern auch der machtvollste Schlüssel zu frischer Energie auf körperlicher und mentaler Ebene. Die Magie des Sauerstoffs!

Energetisierende Power-Atmung

Wie bei allen Atemübungen kann es nicht schaden, vorher einmal zu lüften, wenn das möglich ist. Selbst die zugluftempfindlichsten Kollegen werden nichts dagegen haben, wenn es heißt: »Irgendwie steht hier die Luft, es ist stickig, ich lüfte mal kurz.«

Das Prinzip kennen Sie inzwischen. Es geht um Leeratmen und wieder Vollatmen, ruhig und angenehm, ohne Pressen oder Anstrengen.

Für die »Power-Atmung« praktizieren Sie das Leer- und Vollatmen sanft, aber für möglichst 5 Minuten, wenn Sie es schaffen.

Praxis:
Power-Atmung

Ich atme ganz tief aus und ziehe dabei den Bauch ein, bis ich ganz leergeatmet habe. Ich lasse die Luft einströmen, bis die Lunge bis zum Schlüsselbein vollgeatmet ist.

Auch das ist wiederum eine Methode, die Sie sehr unauffällig machen können, während Sie entspannt auf den Bildschirm schauen. Niemand wird mitbekommen, dass Sie soeben im intensiven Energetisierungsmodus sind.

Sollte Ihnen dabei schwindelig werden, bedeutet das, dass Ihr Gehirn so enorm viel Sauerstoff längst nicht mehr gewohnt ist! Umso besser – das ist ein gutes Zeichen und zudem völlig harmlos. Pausieren Sie kurz, und machen Sie weiter.

Das simple minutenlange Leer- und Vollatmen bietet Ihnen den absolut erfrischenden Sauerstoff-Boost! Sie spüren sofort die frische Energie.

Klarer Kopf – Fokus und Konzentration

Eine weitere Atemmethode, um die Konzentration zu verbessern, liegt im Zählen beim Atmen.

Praxis:
Klarer Kopf

Zählen Sie von 0 bis 6 beim Einatmen und von 6 bis 0 beim (»gründlichen!«) Ausatmen.

Indem wir die Ausatmung etwas betonen, stellen wir sicher, dass die Lungen leer werden und komplett mit neuer Luft aufgefüllt werden. Außerdem beruhigt das Zählen Ihren Geist.

Genau wie bei der vorherigen Atempraxis sind Sie nach wenigen Minuten energetisiert und erfrischt. Mit klarem Kopf können Sie sich wieder optimal konzentrieren.

Manchmal hilft alles nichts. Auch der vierte Kaffee reißt es nicht raus. Was tun, wenn der Kopf dröhnt und wir uns nicht mehr konzentrieren können? Ein Königreich für Wachheit und Konzentration!

Nicht nur die Atemmethoden im Kapitel »Atem – Ihr Power-Tool immer und überall« bieten sofort innere Ruhe und frische Energie. Auch die beschriebenen fünf Akupressurpunkte wirken als erste Hilfe, wenn der Kopf dicht ist. Aber wenn Sie zum visuellen Typus gehören, finden Sie in den folgenden Visualisierungen intensive und anhaltende mentale Frische und Klarheit. Hier hilft auch das Unterbewusstsein mit, das Bilder liebt – und nach Kräften umsetzt! Je öfter Sie eine solche visuelle Meditation machen, desto intensiver und schneller entfaltet sie ihre Wirkung.

Es folgt eine erste erfrischende meditative Visualisierung, wenn es heiß hergeht und Sie trotzdem einen kühlen Kopf behalten möchten. Die folgenden meditativen Visualisierungen machen einen klaren Kopf, erfrischen den Geist und aktivieren Ihre Konzentrationsfähigkeit.

Audio-Datei 10:
Mentale Klärung und Aktivierung

Ich fühle mich vollkommen wohl und entspannt. Meine Aufmerksamkeit ist ganz auf meine Selbstwahrnehmung gerichtet.
Ich lasse meine Schultern locker und entspanne den ganzen Körper. Erleichtert atme ich auf. Mit jedem tiefen AUSatmen lasse ich alle Anspannung los.
Mein Bauch ist weich und gelöst. Warm und friedlich versinke ich in mir selbst. Ich lausche auf das leise Geräusch meines Atems.
In der wohligen Ruhe genieße ich es, die Wärme meines Körpers zu spüren. Mein Gesicht ist entspannt, meine Kiefermuskeln sind locker.

Mit jedem Einatmen fließt seidige Kühle in meiner Nase zur Stirn empor.
Meine Augenbrauen gleiten ein wenig auseinander, die Augenlider sind entspannt.
Ich stelle mir vor, dass meine Wimpern und Augenbrauen von klaren Tautropfen benetzt sind, ganz frisch und kühl.
Meine Augenlider fühlen sich angenehm kühl an, und diese Kühle breitet sich bis zu den Augenbrauen aus.
Dieses erfrischende Gefühl breitet sich über die ganze Stirn aus, bis sich die Stirn völlig klar und kühl anfühlt.
Ich stelle mir die Stirn strahlend weiß vor, leuchtend und kühl wie von frischen Schneeflocken durchweht.
Ich bin hellwach und mein Denken ist kristallklar.
Mein Bewusstsein ist von klarer Intelligenz durchstrahlt.
Ich bin pures Bewusstsein, still und wach.
Weiterhin bleibe ich konzentriert auf das erfrischende, kühle Gefühl der Augenpartie.
Diese Empfindung klarer Kühle bleibt bestehen, wenn ich innerlich wieder hier in der Situation eintreffe.
Mein Bewusstsein ist hellwach, ruhig und klar.
Ich aktiviere meinen Körper und atme tief durch.

Machen Sie mit der nächsten visuellen Meditation einen Sprung mitten hinein in die Kühle und Klarheit einer Winterlandschaft. Das schafft einen kühlen Kopf!

**Audio-Datei 11:
Visualisierung »Schneesonne« zur mentalen Klärung**

Ich lasse alle Anspannung los. Die Schultern entspannen sich. Mit tiefen Atemzügen lasse ich den Bauch locker.
Mit jedem Atemzug hebt und senkt sich meine Bauchdecke.
Mein Bauchraum ist weich und strömend warm. Ich sinke immer tiefer in meine friedliche Selbstwahrnehmung.
Meine Fantasie darf einem Tagtraum folgen ...
Warm angezogen wandere ich durch eine klare Winterlandschaft.
Weicher Schnee knirscht unter meinen Füßen.
Mit jedem Atemzug atme ich die Reinheit der kalten Schneeluft ein.
Die Kühle erfrischt den Kopf und ich fühle mich wach und klar.
Ich komme an verschneiten Bäumen vorbei und betrachte den glitzernden Schnee.
Die Mittagssonne strahlt gleißend hell und wird vom Schnee reflektiert. Ich habe das Gefühl, durch blendend weißes Licht zu wandern. Es ist so gleißend hell, dass ich die Augen zusammenkneifen muss.
Nun gelange ich zu einem kleinen Teich, der von einer dünnen Eisschicht bedeckt ist. Vorsichtig breche ich ein kleines Stück der Eisschicht heraus und betrachte die Sonne durch diese glitzernde Eisscheibe.
Leuchtende Kühle durchstrahlt meine Stirn und meine Augenpartie.
Mein Bewusstsein ist hellwach.
Ich spüre meine geistige Energie und meine klare Intelligenz.
Mein Kopf ist kühl und frisch.
Meine Gedanken treffen wieder hier ein, und ich bin erfrischt und hellwach.
Kräftig aktiviere ich den Körper und atme ein paarmal tief durch.

Mit klarer und positiver Motivation gehe ich nun wieder an die Arbeit.

Audio-Datei 12:
Meditative Visualisierung »Wasserfall«, Kurzversion

Ich lasse alle Anspannung los. Die Schultern entspannen sich.
Mit ein paar tiefen Atemzügen lasse ich den Bauch locker.
Mit jedem Atemzug hebt und senkt sich meine Bauchdecke.
Mein Bauchraum ist weich und strömend warm. Ich sinke immer tiefer in meine friedliche Selbstwahrnehmung.
Meine Fantasie darf einem Tagtraum folgen ...
Ich wandere an einem frühen Morgen durch eine Gebirgslandschaft. Jeder Atemzug in der frischen, klaren Bergluft wirkt belebend und befreiend.
Die Sonne scheint warm und lässt die Gräser und Blüten der Bergwiese aufleuchten.
Vor mir ragen einige hohe Felsen empor, und ich höre eine Quelle plätschern. Mit festen Schritten wandere ich auf die Gebirgsquelle zu und klettere zwischen einigen Felsbrocken hindurch.
Das Plätschern und Glucksen wird immer lauter, bis ich vor einem Wasserfall stehe, der hoch von oben kommt und vor mir in ein kleines Felsbecken hinabströmt. Das Felsbecken quillt über und lässt das Wasser als klaren Bach weiterfließen.
In diesem Felsbecken schimmert das klare Wasser in der Morgensonne, und die aufspritzende Gischt scheint aus funkelnden Diamanten zu bestehen.
Zwischen einzelnen Steinen wachsen Farne und Gräser, auf denen die Tropfen der Gischt glitzern. Einige Felsblöcke um das Wasserbecken herum sind mit samtig-grünem Moos überzogen.
Ein feiner Wasserschleier sprüht durch die Luft und benetzt mein Gesicht erfrischend kühl.
Der Wasserfall durchweht mich mit Frische.
Ich lasse mich auf einem moosbedeckten Felsblock nieder und betrachte das klare Strömen. Innerlich fühle ich mich dabei immer freier und klarer, als würde der Wasserfall alles Bedrängende hinwegspülen.

Ein kühler Wasserschleier benetzt mein Gesicht. Kühle, klare Tropfen funkeln in meinen Wimpern und Augenbrauen.
Ich fühle mich befreit und wie gereinigt. Mein Geist ist erfrischt und hellwach.
Mit klarem, kühlem Kopf komme ich innerlich wieder ganz hier in dieser Situation an.
Vitalisiert und motiviert gehe ich wieder an die Arbeit.

Audio-Datei 13:
Visuelle Meditation »Wasserfall und erfrischende Gebirgsquelle«, Langversion

Ich lasse meinen Körper ganz locker und lausche auf mein leises Atemgeräusch.
Ich bin ganz bei mir. Mit mehrfachem, tiefem Aufatmen lasse ich mich in wohlige Entspannung sinken.
Meine kreative Vorstellungskraft versetzt mich auf eine saftige Almwiese, an einem frischen, klaren Frühlingsmorgen.
Die Morgensonne durchwärmt mich. Luftige Kleidung umfließt meinen Körper wie ein zarter Hauch. Tief und genussvoll atme ich die frische Bergluft. Mein Brustkorb ist weit und frei.
Barfuß laufe ich über das weiche Gras der Blumenwiese.
Die Morgenfrische dieses Frühlingsmorgens lässt den Morgentau auf den Blumen glitzern.
Mein Blick schweift über das endlose klare Blau des Himmels und über die schneebedeckten Alpengipfel in der Ferne.
Vor mir erhebt sich ein gewaltiger hoher Fels. Aus großer Höhe entspringt ihm eine Gebirgsquelle und flutet als weiß leuchtender Wasserfall hinab.
Dahin zieht es mich, und ich wandere auf die sprühende Gischt zu.
Ein großer Regenbogen leuchtet darin auf. Ich nehme mir Zeit, um die schimmernden Regenbogenfarben in Ruhe zu betrachten.

Die aufsprühende Gischt legt einen hauchzarten Wasserschleier auf mein Gesicht. Dieser feine Nebelhauch benetzt meine Augen und meine Stirn kühl. Mein Kopf ist frisch und klar.
Am Fuß des Wasserfalls fängt ein großes Steinbecken das herabsprudelnde Wasser auf. Die Sonne zaubert goldene, tanzende Lichtreflexe auf den Grund dieses Wasserbeckens.
Das Wasser fließt über und lässt einen kleinen Gebirgsbach hinausströmen. Glucksend und silbrig fließt er zwischen moosbewachsenen Felsbrocken zum Tal hinab.
Ich nehme eine Handvoll des kühlen Wassers und trinke davon. Es schmeckt eiskalt, klar und erfrischend. Mit beiden Händen schöpfe ich das reine Quellwasser und benetze mein Gesicht mit dieser klaren Frische.
In meinen Wimpern sammeln sich winzige Tropfen. Wenn ich blinzle, lässt die Morgensonne die Tröpfchen kühl und hell in meinen Wimpern schimmern. Die Kühle erfrischt meine Augen.
Ich lasse mich auf einem moosbewachsenen Stein nieder. Alles, was mich noch belastet, fließt mit dem strömenden Gebirgsbach davon. Das klare Fließen des Bachs beruhigt mich.
Ich atme ein sonniges Gefühl in meinen Brustraum hinein.
Gereinigt und erfrischt laufe ich jetzt an der klaren Quelle talabwärts.
Frischer Wind weht kühl über mein Gesicht.
Mein Körper fühlt sich warm und lebendig an. Ich spüre wieder die Freiheit meiner Kindheit, die Leichtigkeit und Frische meiner schönen Ferientage.
Ich fühle mich wohl in mir.
Gelöst und mit klarem Kopf komme ich jetzt mit der Aufmerksamkeit wieder in der äußeren Umgebung an.
Ich bin erfrischt und erholt. Mein Kopf ist kühl und klar.
Kurz spanne ich alle Muskeln an und atme tief durch.

Styling für die Psyche = Erfolg für die Firma

Dr. Berger ist Abteilungsleiter, selbstgefällig und zum Missvergnügen aller mit ausgeprägten Machtambitionen ausgestattet. Wonnig dominiert er seine 16 Mitarbeiter, und man würde wetten, dass er sie in Gedanken als seine Untertanen bezeichnet. Als Chef macht er nach Belieben Leistungsdruck, und zwar gern, das merkt jeder und ärgert sich. Man kann sich aber leider nicht wehren. Das Betriebsklima? Miserabel. Irgendwann wird Mobbing angezettelt, ausgerechnet gegen den neuen jungen Mitarbeiter Sebastian, der ebenso hilfsbereit wie hilflos wirkt. Der Druck muss anscheinend abreagiert werden. Negativer Tratsch ist sowieso an der Tagesordnung, über den Chef, auch über Sebastian, über die unmögliche Kleidung von Larissa oder über das Chaos auf Martins Schreibtisch.

Sabine hält es für erforderlich, dem Chef mitzuteilen, dass Martin im gemeinsamen Büro raucht, das dürfen die anderen im Großraumbüro schließlich auch nicht. Eine Äußerung Martin gegenüber wäre definitiv konstruktiver gewesen. In der Mittagspause erörtert man mal wieder mit hämischem Lästern Sebastians Unfähigkeit und enthält ihm zum wiederholten Mal Informationen vor.

Nach zwei Monaten ist Sebastian krankgeschrieben, auf unbegrenzte Zeit. Der ausgefallene Mitarbeiter muss nun durch Mehrarbeit der anderen kompensiert werden, was den Alltag nicht gerade entschärft.

Weitere Ausfälle durch Krankheit. Die Bilanz des Kleinunternehmens am Jahresende ist verheerend. Dr. Berger überlegt, Personalkosten einzusparen, und kündigt zwei Mitarbeitern. Diese klagen dagegen und erhalten Lohnfortzahlungen. Wie lange wird Dr. Berger den Betrieb noch über Wasser halten können?

Wie klingt das? Ungefähr so, als würde hier so ziemlich alles falsch laufen, und zwar für ausnahmslos alle Beteiligten. Vielleicht ein Extrembeispiel. Aber ein Beispiel dafür, wie man sich im Büroalltag maximal unglücklich und krank machen kann, sinnfrei und erfolglos. Wie man ein Unternehmen in den Untergang manövrieren kann.

In diesem Fall geht jeder mit jedem achtlos um, kritisch und negativ. Dabei entsteht unterschwellig in jedem ein unfrohes und negatives Selbstbild, denn zur Selbstachtung trägt so ein negatives Kollektivverhalten nun mal nicht bei.

Kann man eine solche Abwärtsspirale umkehren, und wenn ja, wie? Naheliegenderweise natürlich mit positiver Energie, Freundlichkeit und Kooperation. Auf der Basis eines guten Selbstbilds und des Selbstwertgefühls aller Mitarbeiter. Also auch über Anerkennung und Lob. Wie Zahnräder greifen diese Eigenschaften ineinander und beginnen, andersherum zu drehen. Mitunter reicht es, wenn eine einzige Person bewusst diese »Aufwärtsspirale« in Gang setzt, als eine Art guter Geist im Betrieb. Tatsächlich kann positive Energie und Selbstbewusstsein genauso ansteckend wirken wie das negative Pendant.

Fatalerweise ist aber jemand mit einem schlechten Selbstwertgefühl darauf ausgerichtet, negative Energie einzuschleusen und am liebsten Kritik zu üben. Die Kollegen negativ zu beeinflussen, zu lästern, sie untereinander aufzuhetzen, und sei es noch so subtil und perfide. Die Atmosphäre ist unterschwellig vergiftet, und Freude an der Arbeit hat niemand. Wie schön wäre es dagegen, sich morgens auf den Betrieb und die Kollegen zu freuen? Herzlich miteinander umzugehen, viel zu lachen und natürlich auch viel zu schaffen, aber mit Energie und bester Laune.

Daher ist für ein Firmencoaching die wichtigste Basis, die Mitarbeiter zu motivieren, zu einer gutartigen und freundlichen Kooperation – und über ihr starkes und positives Selbstbild! Wer sich selbst mag, dem fällt es leicht, anderen Gutes zu wünschen und zu gönnen, zu kooperieren und zu einem positiven Betriebsklima beizutragen, denn das tut allen gut.

Diese Message richtet sich natürlich eigentlich an Ihren Abteilungsleiter oder Chef, vielleicht kopieren Sie ihm dieses Kapitel bei Gelegenheit. Aber realistischer ist es sicherlich, mit dem eigenen Selbstbild anzufangen. Wie geht es Ihnen? Wie geht es Ihnen in Ihrem beruflichen Alltag? Wie ist Ihre Selbstwahrnehmung? Wie hören sich Ihre gedanklichen Selbstgespräche an? Sind Sie eher kritisch oder nachsichtig mit sich – und mit anderen? Öfter freundlich oder unfreundlich? Ermutigen Sie – oder entmutigen Sie? Wie oft schlüpft Ihnen eine subtile kleine Gehässigkeit durch? Wie gut sind Sie darin, Komplimente zu empfangen und zu verschenken?

Wir tendieren dazu, mit anderen Menschen ähnlich zu kommunizieren, wie unsere gedanklichen Selbstgespräche und Selbstbewertungen ablaufen. Wer andere lobt und coacht, lobt und coacht sich selbst mental genauso. Wer sich selbst abwertet und geringschätzt, verbreitet meist wenig wirklich Erbauliches für andere. Aber genau an diesem Punkt sind die Weichen für ein gutes Betriebsklima zu stellen, daher beschäftigen sich die nächsten Kapitel mit einem Coaching für Ihre Persönlichkeit und für Ihr Selbstwertgefühl.

Längst sind in Amerika Herzlichkeit, Coaching und gegenseitiges Lob der Trend, der alle vor Vergnügen und guter Laune strahlen lässt – und der uns zunehmend infiziert. Auch wenn nach wie vor viele in unserem Land diese Mentalität als »oberflächlich« entwerten, über eins kann man dazu nachdenken: Sind ständiges Verurteilen, Abwertung und Kritik denn tatsächlich so profund und nützlich?

Auf jeden Fall können wir diesen Trend zu unserem eigenen und zu aller Vorteil nutzen. Wir fangen damit am besten einmal konkret bei uns selbst an, mit einem kleinen Coaching, das außerdem die Stimmung hebt. Die folgenden Punkte sind alle nicht revolutionär neu, doch man vergisst sie immer wieder. Daher nützt es, sich diese Kleinigkeiten öfters mal in Erinnerung zu rufen. Diese allgemeinen Grundregeln passen für jeden von uns:

- Lächeln Sie Ihr Spiegelbild an.
- Lachen Sie jeden Tag, so oft es sich irgend ergibt.
- Hören Sie Musik, die Sie lieben, und singen Sie im Auto je nach Stimmung den Radiosong mit, auch wenn Sie keinen Ton richtig treffen.
- Wenden Sie sich innerlich Ihren positiven Seiten zu.
- Sprechen Sie in Gedanken ausschließlich ermutigend und niemals abwertend mit sich selbst.
- Suchen Sie Witze, ironische Sprüche oder Cartoons aus, und bringen Sie sie mit ins Büro.
- Wenn Ihnen das nicht liegt, spendieren Sie ab und zu mal etwas Leckeres, eine Schachtel Pralinen oder für alle einen ultimativ gesunden Smoothie (über dessen Geschmack man dann eine Weile angeregt diskutieren kann) oder einen selbst gebackenen Pflaumenkuchen.

Durch solche simplen Kleinigkeiten setzen Sie Kaskaden von Wohlfühlhormonen frei!

Indem Sie das Prinzip des freundlichen Denkens kultivieren, steigern Sie Ihr Selbstwertgefühl und Selbstbewusstsein, Sie fühlen sich besser in der eigenen Haut und gewöhnen sich eine wohltuende Herzlichkeit an.

Eine positive Grundeinstellung führt unweigerlich zu positiven Ergebnissen. Die Beliebtheit steigt. Die Selbstachtung steigt. Die berufliche Effizienz steigt. Die Gesundheit wird verbessert und das Immunsystem gestärkt. Das Wohlbefinden nimmt zu, der Erfolg ebenfalls.

Ergänzt wird dieses Selbstcoaching durch die Vermeidung von Selbstkritik. Selbstreflexion ist konstruktiv, Selbstkritik dagegen nicht. Wenn Sie Ihre Selbstliebe und Ihr Selbstbewusstsein stärken wollen, ist es tabu, sich zu tadeln: »Wieso bin ich in den Hundehaufen getreten?! Bin ich denn völlig verblödet?« Selbstachtung geht anders: »Hoppla, jetzt erst mal den Schuh sauber machen. Ich glaube, ich bin jetzt besser etwas achtsamer.« Gehen Sie liebevoll mit sich und Ihren Eigenschaften um, so, als würden Sie ein kleines Kind permanent ermutigen und coachen: »Das habe ich richtig gut gemacht.« oder: »Das versuche ich halt noch mal und bekomme es besser hin.«

Loben Sie sich abends für etwas Gelungenes! Loben Sie sich zusätzlich öfters mal für fünf gute Eigenschaften, die Sie an sich bemerken. Das können immer wieder andere sein oder immer dieselben, wichtig ist dabei einfach Ihre positive Gesinnung, die Sie sich selbst entgegenbringen. Der Serotonin- und Dopamingehalt werden Sie sofort dafür belohnen!

Loben Sie aber auch Ihre Kollegen, und zwar authentisch! Machen Sie ehrliche Komplimente, und wenn Sie auf etwas oder jemanden neidisch sind, dann springen Sie doch einfach mal über Ihren Schatten und sagen Sie frei heraus: »Also, ehrlich gesagt beneide ich dich wirklich um ...!«

Eine positive Gesinnung sich selbst und anderen Menschen gegenüber ist eine Gewohnheit, die Sie sich aneignen oder weiter verstärken können. Man kann darüber mehr Lebensqualität gewinnen, zufriedener mit sich selbst sein und erfolgreicher arbeiten. Zu einem besseren Betriebsklima beitragen. Und – beliebter sein!

Sensibel mit sich selbst umgehen

Aber nett sein um jeden Preis? Um Himmels willen, nein! Das ist damit nicht gemeint.

Der nette Kollege kommt – mit einem Kaffee – vorbei und bittet Sie, für ihn die Kommunikation mit einem Geschäftspartner zu übernehmen, weil sein Sohn Geburtstag hat und er schnellstens losmuss.

Sie sagen: »Danke für den Kaffee, klar, mach ich doch gern. Viel Spaß beim Kindergeburtstag!«, während Ihnen klar ist, dass Sie sich zunächst in den Handelstransfer mit dem betreffenden Unternehmen einlesen müssen. Zeitig nach Hause? Das können Sie nun vergessen. »Ach ja, die Unterlagen dazu liegen auf meinem Schreibtisch. Danke dir, bist ein Schatz! Tschüss, bis morgen!«, ruft der nette Kollege noch im Hinausgehen.

Na, das hatte Ihnen gerade noch gefehlt. Überrumpelt.

Ertappen Sie sich auch manchmal, dass andere Ihre Grenzen überschreiten?

Oder dass Sie selbst über Ihre Grenzen gegangen sind? Und sich im Nachhinein darüber geärgert haben?

Man hat unerträgliche Kopf- und Gliederschmerzen und kann sich überhaupt nicht mehr konzentrieren. Trotzdem zwingt man sich, ein Arbeitspensum zu bewältigen, das aufgrund der schlechten Verfassung Überstunden verursacht. Und die Beschwerden natürlich verstärkt.

Wie geht man mit solchen Themen um, die sich nur mit einem Begriff etikettieren lassen: Überforderung?

Konkret: Wie gehen Sie mit sich selbst um? Und: Wie lassen Sie mit sich selbst umgehen? Reflektieren Sie einmal, was Sie angreifbar macht. Wo Sie sich vielleicht selbst sabotieren oder sich sabotieren lassen. Ignorieren Sie körperliche Verspannungen und machen einfach weiter? Lassen Sie sich zu viel gefallen und stecken zu sehr zurück? Sind Sie übertrieben hilfsbereit? Auf diese Persönlichkeitseigenschaft gehen wir später, im Kapitel »Der ideale Mix – Selbstachtung, Akzeptanz und soziale Integration« noch gründlicher ein.

Zunächst mal ist die Sensibilität für sich selbst unerlässlich für Ihr Wohlbefinden. Diese Selbst-Sensibilität beginnt mit achtsamem Körperbewusstsein, sie führt über die Wahrnehmung des eigenen Körpergefühls, hin zur klaren Definition, welchen Anspruch Sie an sich selbst stellen, über das Loslassen eines womöglich überhöhten Anspruchs, und endet mit der Kunst des Nein-Sagens.

Dabei gilt es zu differenzieren. Es kann zum Beispiel der Fall sein, dass Sie sich entscheiden, ein paar Jahre lang bis an Ihre absolute Leistungsgrenze zu gehen, um Karriere zu machen. Inklusive Stress, Freizeitmangel, Schlafdefizit. Wenn Sie sich dafür entschieden haben, ist das vollkommen in Ordnung und Ihr Gehirn bewilligt dann normalerweise genug Dopamin, um das in positiver Verfassung und erfolgreich zu bewältigen. Begleitend sollte man sich trotzdem beispielsweise verwöhnende und luxuriöse Wellnessbehandlungen gönnen, wie eine wöchentliche Ayurveda-Massage oder regelmäßige Auszeiten im Thermalbad und in der Sauna, vielleicht auch ein anstrengendes Tennismatch oder was immer Ihnen besondere Entspannung schenkt, um wieder aufzutanken und sich zu regenerieren.

Und gerade, wenn man bewusst an seine Leistungsgrenze gehen möchte, ist es erst recht wichtig, auch die kurze Regeneration am Arbeitsplatz zu nutzen. Intensives Auftanken in wenigen Minuten – damit sind Sie leistungsfähiger, konzentrierter und senken Ihren Stresspegel.

Befinden Sie sich aber in einem geregelten Job, mit dem Sie zufrieden sind, braucht es vielleicht nur das gewisse Feintuning, damit es Ihnen damit rundum gut geht.

Voraussetzung, um das beurteilen zu können, ist dieses besagte sensible Selbst-gewahr-Sein.

Heißt: Ich bemerke sofort, wenn sich mein Nacken verspannt, bevor Nacken und Schultern total verkrampft sind und quälende Kopfschmerzen den Rest des Tages ruinieren. Das sensible Selbstgewahr-Sein entsteht durch die Angewohnheit, sich des eigenen Körpers wirklich bewusst zu sein. Sind Sie das schon? Wie ist denn gerade Ihre Atmung? Ihr Gesichtsausdruck? Der Untergrund, auf dem Sie sitzen? Ist Ihr Bauch locker? Und ... wie fühlen sich Ihre Schultern an, Ihre Stirn und Ihre Augenbrauen?

Ist Ihnen das normalerweise nicht so bewusst? Auftretende Verspannungen bemerkt man aber am besten im Entstehen, dann kann man sie sofort lockern.

Mit dem achtsamkeitsbasierten Körperscan können Sie sich jetzt sofort etwas Gutes tun. Während Sie weiterlesen, lassen Sie Ihre Aufmerksamkeit gleichzeitig durch den Körper wandern. Checken Sie jede vorhandene Verspannung – und lassen Sie die Verspannung augenblicklich los. Das dauert nach mehrmaligem Üben nur noch ... Sekunden!

Hier ist Ihre Checkliste.

Praxis:
Achtsamkeitsbasierter Körperscan

1. *Ich spüre meine Körperhaltung. Wie sitze ich momentan?*
2. *Wie fühlt sich mein Atem an, flach und unregelmäßig? Dann atme ich ein paarmal tief durch.*
3. *Betontes Ausatmen hilft mir, sofort zu entspannen. Das nutze ich.*
4. *Mein Nacken, meine Schultern ... Alles locker?*
5. *Runzle ich die Stirn? Dann lasse ich die Augenbrauen leicht auseinandergleiten.*
6. *Ist mein Gesicht angespannt oder verkniffen? Dann gebe ich jetzt einen kaum merklichen Hauch von Lächeln in meine Mundwinkel.*
7. *Ich nehme meine Arme wahr. Und fühle meine Hände bis in die Fingerspitzen.*
8. *Ich nehme meine Beine wahr. Und fühle meine Füße bis in die Zehenspitzen.*

Abschließend nehme ich eine Haltung ein, in der sich mein Körper wohlfühlt.

Mein Selbstbild – wie ich mit mir umgehe, gehen auch andere mit mir um

Psycho-Coaching ACT

Meine damalige Kommilitonin Nele war seit jeher kompetent, attraktiv und liebenswert. Fand sie selbst aber nie. Nele hatte seit Langem depressive Schübe, weil sie unter starker Selbstkritik und Selbstzweifeln litt. Man konnte dazu sagen, was man wollte, aber sie hielt ihre Selbstkritik für unbedingt berechtigt und zweifelte zeitweise an ihrer Daseinsberechtigung. Einige Personen in ihrem Umfeld nutzten sie aus und trampelten natürlich erst recht auf ihr herum. Schließlich kamen zu ihren Stimmungstiefs auch noch Panikattacken hinzu. Vor einem Jahr raffte sie sich endlich auf und sprach mit einem Therapeuten über ihre depressive Verfassung. Sie unterzog sich einem psychologischen Coaching, das sich ACT nennt. Mittlerweile ist sie nicht mehr wiederzuerkennen, sie strahlt vor guter Laune und ist mit sich selbst im Reinen.

Die Ursache für ihr Problem lässt sich ebenso wie die Ursache für die Besserung auf einen Begriff reduzieren: die Stimme in ihrem Kopf. Genau jene Stimme, die wir alle im Kopf haben. Die des inneren Kommentators und Kritikers. Bei manchen ist diese Stimme wohlwollend und nachsichtig, bei manchen überkritisch, und in einigen seltenen Fällen übertrieben positiv bis an den Rand des Größenwahns. In jedem Fall ist es diese innere Beurteilungsstimme, die uns fertigmachen kann oder uns zufrieden mit uns selbst sein lässt, die destruktiv aburteilt oder konstruktiv reflektiert.

Die noch relativ neue, erfolgreiche Therapieform ACT, »Akzeptanz- und Commitment-Therapie«, packt dieses Übel bei der

Wurzel, falls die innere Stimme zu streng ist. Das Prinzip kann jeder zu seinem Vorteil nutzen. Wie funktioniert dieses Coaching?

Verkürzt dargelegt, geht es dabei um den achtsamen Umgang mit den eigenen Gefühlen und um eine positivere Selbstbewertung, also um eine ganzheitliche Herangehensweise, die sehr wirkungsvoll ist. Der Klient lernt, sich selbst liebevoller anzunehmen, seine Gefühle besser zu beachten, seine Werte bewusster zu definieren.

Die ACT-Vorgehensweise berücksichtigt interessanterweise auch, dass ein Großteil unserer Probleme durch inneren Widerstand hervorgerufen wird, durch Verdrängung und durch die Unwilligkeit, bestimmte Gedanken, Gefühle oder unangenehme körperliche Zustände wahrhaben zu wollen. Neben einem Training der Verhaltensänderung wird folglich auch eine höhere Bewusstheit für sich selbst eingeübt.

Akzeptanz heißt das Credo, und das bedeutet, auch unangenehme Emotionen zu erlauben und bewusst auszuhalten, statt vorhandene Negativgefühle sofort zu verdrängen.

Was heißt das für uns konkret, im stressigen Büroalltag?

Jemand, der diese Prinzipien anwenden möchte, beobachtet seine eigenen Gedanken und Gefühle öfters mal achtsam aus der Beobachterposition. Stress und Emotionen werden aus dieser Beobachterposition mit einer inneren Distanz betrachtet, statt davon absorbiert zu sein und darin verloren zu gehen.

Allein dadurch, dass man den aktuellen Zustand benennt – »Meine Güte, ich fühle mich wirklich gestresst, meine Laune ist auf dem Nullpunkt« –, lehnt man sich innerlich einen Schritt zurück in hilfreiche Distanz, statt in dem Zustand unterzugehen. Das Selbst-Bewusstsein wird verstärkt und der Jetzt-Moment wahrgenommen, was einfach wohltuend ist.

Wer für sich feststellt, dass er oft entwertende Gedanken über sich selbst hegt, für den hält ACT das »Gegengift« bereit. Negative Selbsteinschätzung wird augenblicklich gezielt entkräftet.

Der Klient kommentiert dann seine eigenen Gedanken mit »Gegengedanken«. Beispielsweise: »*Das stimmt so doch gar nicht.*« Oder: »*Na und? Wenn schon! Dafür bin ich ...*« Ähnlich würden wir uns ja auch anderen gegenüber äußern, die wir mögen, wenn die sich mit Selbstzweifeln oder Minderwertigkeitsängsten plagen.

Das ist auch deshalb wirklich angemessen, weil unser Denken sowieso nicht objektiv ist. Uralte Programmierungen, meist aus der Kindheit, wiederholen wir mental, ohne diese zu überprüfen.

Sind die Programmierungen negativ, dann wirken sie lähmend, getoppt von diversen Medienbotschaften, die zusätzlich diffusen Leistungs- und Prestigedruck erzeugen. Die fremde Wertmaßstäbe und Werturteile in unser Denken transportieren. Muss man den neuen Porsche fahren? Und wie viele Frauen sind auf die Körpermaße von 16-jährigen leptosomen Models gebrieft und halten chronisch-unzufrieden Dauerdiät?

Um das zu relativieren, bezieht die ACT-Strategie die persönliche Werteklärung ein, indem die eigenen Werte bewusst reflektiert und festgelegt werden.

Ein Thema lautet beispielsweise: Wen möchte ich als Freund oder Freundin? Tut dieser Mensch mir wirklich gut oder laugt er mich aus? Wie stelle ich mir wirklich gute Freundschaften vor und mit welchen Menschen? Was kann ich selbst dazu beitragen?

Nele fand es für sich in der Therapie besonders wichtig und heilend, ihre Selbstdefinition zu überprüfen. Neben einer sehr strengen und fordernden Erziehung hatte sie wie ein Schwamm die Ansprüche der medialen Reizüberflutung aufgesaugt. »Erfolgreich, jung, vital, sportlich, beliebt, dünn, ständig international unterwegs, auf Traumurlaub oder auf Szenepartys. Über Instagram und Twitter geteilt. Bewundert und kommentiert.«

Eine typische Zeitkrankheit, sich über Social Media zu definieren. Es ist schwierig, sich von mediengesteuerten Idealbildern freizumachen und herauszufinden, was man selbst wirklich möchte. Und vor allem, wer man ist und wer man sein möchte.

Die Fragen dazu gehen »ans Eingemachte«, wenn man diesen 10-Punkte-Check-up für sich durchführen möchte. Wenn man das schriftlich ausformuliert, taucht man unter die Oberfläche und meistens kommen wenig bekannte Gedankengänge und verdrängte Ängste an die Oberfläche.

1. Was will ich wirklich, was ist mir absolut wichtig?
2. Wie gefalle ich mir selbst als Persönlichkeit?
3. Was sagt meine innere Stimme? Geht sie gut mit mir um?
4. Welchen Platz hat liebevolle Freundlichkeit in meinem Dasein?
5. Welcher Mensch tut mir gut?
6. Wie möchte ich am liebsten (realistisch betrachtet) sein?
7. Was gibt meinem Leben aktuell Sinn und Zufriedenheit, was tut mir wirklich gut?
8. Möchte ich jedermanns Liebling sein?
9. Möchte ich Karriere machen, wenn ja, um welchen Preis und um welchen Preis eventuell nicht?
10. Was wird für mich letztlich ein gut gelebtes Leben sein? Welche positive Bilanz möchte ich am Ende meines Lebens ziehen können?

Die ACT-Strategie erzeugt dabei inneren Abstand zu festgefahrenen Einstellungen und bringt oft eine erfrischende Klärung der individuellen, selbst definierten Werte.

Hat man seine eigenen Werte für sich geklärt, fungieren sie wie ein Leuchtturm im Leben, was vor allem auch in Krisen und schwierigen Zeiten hilft, gut »weiterzunavigieren«.

Der Begriff »Commitment« der ACT-Strategie steht für das Commitment mit sich selbst. Das bedeutet, trotz psychischer Probleme die Resignation zu vermeiden und immer für sich selbst zu kämpfen. Das ist das Gegenteil von Selbstaufgabe, denn labile Menschen, die sich in einer Lebenskrise befinden oder mit Depressionen kämpfen, fühlen sich oft resigniert und wie gelähmt. Versagensängsten und inneren Blockaden wird im ACT mit der Devise begegnet: »Ich versuche, meine Chancen zu nutzen, um das Beste aus meinem Leben zu machen. Wenn sich dabei unüberwindbare Grenzen zeigen, akzeptiere ich sie.«

Wirklich MEINE eigenen Ziele?

Wir kultivieren dauernd so viele Urteile über uns selbst, die mit dem innersten Ich wenig zu tun haben.

»*Ich bin schüchtern/sportlich/ehrgeizig/nett/kompetent/unfähig*«, et cetera, et cetera. Wir denken: »*Ich fahre einen Jaguar.*« Oder: »*Ich sollte einen Jaguar fahren.*«

Gern wird auch verwendet: »*Ich habe zu wenig Geld. Ich fühle mich unterlegen.*«

Und so weiter. Manchmal sind diese Beurteilungen positiv, manchmal negativ, in jedem Fall sind sie dynamisch und verändern sich. Solche Etiketten können uns in vieler Hinsicht einengen und das Selbstbild verzerren, manchmal sind sie sehr destruktiv und hemmend. All diese Äußerlichkeiten haben nicht unbedingt viel mit dem eigentlichen Ich zu tun. Es kann nützlich sein, auch dazu einen kurzen Check-up zu machen und allzu viel Selbstbewertung loszulassen.

Schauen Sie bewusst hin, wer Sie wirklich sind, wer Sie wirklich sein möchten, was Sie wollen und was Sie vom Leben erwarten.

Das ist sozusagen die Lightversion der ACT, und wenn Sie möchten, mit Papier und Stift zu bearbeiten. Die Fragen dieses Checkups lauten:

1. Worum geht es mir in meinem Leben hauptsächlich?
2. Bin ich meistens entspannt und gelassen – oder eher chronisch angespannt?
3. Spüre ich mich? Nehme ich mich rücksichtsvoll wahr?
4. Lebe ich intensiv, jeden Tag?
5. Genieße ich zumindest einen Teil des Tages?
6. Geht es mir gut, bin ich zufrieden und gut gelaunt?
7. Vergeude ich täglich Lebenszeit auf eine Art, die mir nicht wirklich Spaß bringt? Falls ja, womit?
8. Bin ich für andere nützlich, erfreulich und eine Bereicherung?
9. Gibt es Eigenschaften oder Qualitäten, die ich mir stärker erschließen möchte?
10. Was sind meine wichtigsten inneren oder äußeren Lebensziele, die realisierbar sind und auf die ich am Ende zurückschauen möchte?

Wie immer Ihre Antworten ausfallen, sie bringen Sie intensiv mit sich selbst in Kontakt und stoßen gedankliche Prozesse an, die hilfreich für Sie sind. Schauen Sie die Antwortnotizen kurz an, ohne sie zu bewerten oder viel darüber zu grübeln, und schlafen Sie darüber. Die innere Dynamik beschäftigt sich unterschwellig ohnehin damit. Und vielleicht kommt in den nächsten Tagen noch ein Impuls oder eine Eingebung aus dem Unterbewusstsein dazu, etwas verändern zu wollen.

Was Sie – wie jeder andere Mensch auch – vermutlich noch weiter optimieren können (wenn Sie möchten), ist Ihre Präsenz und Lebensintensität.

Das wäre dann sozusagen die Praxis für Fortgeschrittene im »Lifestyle auf der psychischen Ebene«. Daher heißt das spätere Kapitel dazu auch »Lifestyle für Fortgeschrittene«. Aber bleiben wir noch einen Moment beim Selbstwertgefühl.

Das Selbstbewusstsein coachen

Selbstbewusstsein. Die einen haben es mehr, die anderen weniger. Alex kommt zur Tür herein, und die Stimmung steigt. Man merkt es schon an der Begrüßung: »Hey, Alex, wieso siehst du mal wieder so übernächtigt aus?« Breites Grinsen im Büro, Alex grinst zurück: »Ich hab gestern Abend noch ein gutes Buch gelesen.« »Welches denn? Das hole ich mir auch!«, kontert Melissa, zieht die Augenbrauen hoch und lässt die künstlichen Wimpern zu einem lasziv-ironischen Blick hinabsinken. »Melissa, du machst mich fertig«, kapituliert Alex. Ansteckend, alle grinsen. Der Tag geht gut los, alle lieben ihn, er hat etwas Unwiderstehliches.

Alex findet sich naturgemäß klasse, er ist sportlich, selbstbewusst und immer gut gelaunt. Im schlechtesten Fall hat er immer noch einen dummen Spruch parat. Na klar, gute Gedanken über sich selbst zu kultivieren und sich selbst gut zu finden macht wirklich gute Stimmung.

Doch wehe dem, dem das nicht in die Wiege gelegt ist oder der eine überaus kritische Erziehung durchlaufen hat. Wie schon erwähnt: »Deinen größten Feind trägst du in dir selbst«, sagen Psychotherapeuten und meinen den inneren Kritiker, der überhöhte Forderungen stellt.

»Wäre ich doch erfolgreicher, dann wäre ich ja auch zufrieden.«

»Sähe ich doch besser aus, dann wäre ich glücklich.«

»Hätte ich mehr Geld, dann ginge es mit gut.«

»Aber so ... Hätte ich doch, wäre ich doch, wenn ich erst ...«

Das ist gemein, unfair sich selbst gegenüber. Aber weil diese Stimme von innen kommt, kann man ihr nicht entgehen.

Es geht hier immer um das Selbstwertgefühl.

Einmal objektiv betrachtet: Sie haben ein Dach über dem Kopf, einen gefüllten Kühlschrank und sind halbwegs gesund. Oder? Das ermöglicht bereits Zufriedenheit. Womit keineswegs gemeint ist, alle Ambitionen sausen zu lassen.

Man kann sich an dieser Stelle aber einmal fragen: Kann ich mich eigentlich so annehmen, wie ich bin?

Dazu ein typisches, weitverbreitetes, weibliches Negativbeispiel:

Frau probiert an einem sonnigen Frühlingstag ein Paar enge weiße Shorts an und betrachtet sich kritisch in ihrer Umkleidekabine, die über grelles Licht von oben verfügt. Nicht nur mollige, auch schlanke und sogar magere, gar magersüchtige Frauen finden dann: »Oh mein Gott, was habe ich nur für einen furchtbar dicken Hintern!«

Entsetzt dreht frau sich hin und her und mustert sich unzufrieden. Tschüss, gute Laune. Wahrscheinlich kauft sie die Shorts nicht. Wenn doch, grübelt sie missmutig über die Kalorienmenge des geplanten Abendessens. Oder sie fasst grimmig den Beschluss, sofort eine Diät zu beginnen. »Wäre ich doch, hätte ich doch.« Schon hat der innere Kritiker die Frühlingslaune sabotiert. Bei den männlichen Wesen werden oft andere Themen als das eigene Aussehen hinterfragt. Das wäre eher: »Was? Mein Angestellter hat sich den neuen BMW M6 Cabrio geleistet? Wie stehe ich denn jetzt da? Mit einem lächerlichen Golf?«

Der Rest des Tages ist auch hier »im Eimer«.

Es gibt Lebenskünstler und Lebenskünstlerinnen, bei denen die Denke anders verläuft. Das weibliche Wesen, das über viel Selbstliebe und Selbstbewusstsein verfügt, steht vor dem Spiegel und findet sich »einfach knackig!«. Zufrieden wird die Shorts gekauft und ein leckeres Abendessen geplant.

Der Chef mit gutem Selbstwertgefühl denkt bei einer solchen PS-starken Alpha-Konkurrenz: »Alle Achtung, schau dir den an! Hoffentlich hat er sich nicht übernommen. Muss ihn bei Gelegenheit fragen, ob er jetzt nebenberuflich Banken überfällt.« Augenzwinkernd und gut gelaunt setzt er sein Tagewerk fort, auch wenn er sich nicht verkneifen kann, den Kaufpreis des Gefährts zu googeln.

Sportliche und auch berufliche Leistungen unterliegen ähnlichen Gesetzmäßigkeiten. »Wie gut bin ich aktuell? Besser als vorige Woche? Was? Nein? Oh Gott! Wie miserabel.«

Das ist kein Plädoyer für eine bräsige Selbstgefälligkeit, sondern für konstruktiven Umgang mit sich selbst. »Okay, das war jetzt keine Glanzleistung. Wie kann ich das in Kürze ausgleichen?«, wäre konstruktiv und selbstbewusst.

Wie bereits bei der ACT-Vorgehensweise beschrieben, sollte man abwertende Gedanken über sich selbst sofort entlarven und ihnen gegenüber mental kontern. Grundsätzlich gilt, problemlösend statt selbstabwertend zu denken.

Morgendliches mentales Selbstdesign

Diese 3-Minuten-Übung eignet sich optimal, jeden Morgen nach dem Aufwachen praktiziert beziehungsweise einfach nur gedacht (!) zu werden, um täglich in guter Form zu sein.

Dazu gehen Sie morgens in Gedanken kurz die Aufgaben und Situationen des jeweiligen Tages durch, inklusive Freizeit- und Abendgestaltung.

Praxis:
Morning briefing

In Ihrer Vorstellung sind Sie in Idealform, auch, wenn problematische oder unerfreuliche Situationen anstehen. Bevor Ihr Tag beginnt, können Sie einen oder mehrere der folgenden Gedanken kultivieren, und Ihr Kopfkino spult kurz die passenden Bilder ab, das kann sogar während des Zähneputzens geschehen.

- *Ich sehe mich in Bestform: gut gelaunt, selbstbewusst und freundlich.*
- *Leistungsfähig und konzentriert bewältige ich meine Pflichten.*
- *Ich bin motiviert und mag alle Aufgaben des Tages.*
- *Es fällt mir leicht, stundenlang ruhig, klar und konzentriert zu arbeiten.*
- *Begegnungen verlaufen freundlich und produktiv.*
- *Ich bin gelassen und selbstbewusst.*
- *Auftauchende Probleme löse ich konzentriert. Wenn notwendig, setze ich mich ruhig und klar mit meinen Vorstellungen durch.*
- *Gut gelaunt verbringe ich schließlich die freie Zeit des heutigen Tages und lasse den Tag harmonisch ausklingen.*
- *Ich finde mich gut. Ich freue mich auf den heutigen Tag, auch mit Herausforderungen oder Problemen.*

Die dazu passenden Affirmationen könnten lauten:

- *»Ich bin freundlich, humorvoll und werde von allen gemocht.«*
- *»Ich bin aktiv und voller Lebensfreude.«*
- *»Ich bin gelassen und selbstbewusst.«*
- *»Ich arbeite stundenlang ruhig, klar und konzentriert.«*
- *»Ich fühle mich ruhig und stark, wie ein Fels in der Brandung.«*

Gleich hier anschließend gibt es Ihr Idealselbst noch mal in ausführlicherer Version als Audio-Datei. Auch diese Version eignet sich nicht direkt für den Schreibtisch, sondern ist genau wie die vorherige mentale Einstimmung ein ganzheitliches Persönlichkeitscoaching, das Sie eher zu Hause durchführen.

Die folgende Audio-Datei bietet eine therapeutisch wirksame, aber zugleich bequeme Methode, die Sie unterstützend anwenden können. Diese suggestive Tiefenentspannung, die Sie als Persönlichkeit im Job stärkt, wirkt besonders gut, wenn sie abends kurz vor dem Einschlafen angehört wird.

Audio-Datei 14:
Visualisierung »Idealselbst im Job«

Ich sitze bequem und entspannt und lasse meine Schultern locker. Aufatmend lasse ich los. Mein Atem fließt ruhig und tief.
Mein Bauch ist weich und gelöst. Warm und friedlich versinke ich in mir selbst. Ich lausche auf das leise Geräusch meines Atems.
In der wohligen Ruhe genieße ich es, die Wärme meines Körpers zu spüren. Mein Gesicht ist entspannt, die Stirn frisch und kühl.
In mir entsteht das Gefühl eines Lächelns, in dem sich die Reste von Anspannung auflösen.
Mein Geist versenkt sich in tiefe Ruhe und wache Klarheit.
Es tauchen Bilder von mir in meinem beruflichen Alltag auf:
Dort sehe ich mich als freundliche, kompetente Persönlichkeit und fühle mich von Ruhe und Kraft erfüllt.
Ich sehe mich konzentriert arbeiten, stundenlang. Mein wacher Blick ist auf mein Tun gerichtet.
Ich sehe meine Kompetenz in meinem Handeln.
Meine Freundlichkeit erzeugt die gleiche Freundlichkeit bei meinen Kollegen.
Wenn es mir jedoch notwendig erscheint, kann ich mich ruhig und klar mit meinen Absichten durchsetzen.

Ich bin selbstbewusst und werde respektiert.
Ich betrachte meine zielstrebige, klare Arbeitsweise. Konzentriert und leistungsfähig führe ich meine Arbeit durch.
Alle Probleme bewältige ich leicht und motiviert.
Ich bin ruhig und gelassen.
In jeder Situation und bei jeder Begegnung bleibe ich in meiner Mitte, ruhig und klar.
Ich fühle mich wohl in meiner Haut.
Ich mag mich und finde mich gut.

Mental wiederhole ich zum Schluss mehrmals meine Affirmationen, wie ein gedankliches Echo:
»Ich sehe mich wach, klar und leistungsfähig.«
»Ich bin in jeder Situation freundlich und gelassen.«
»Ich bin selbstbewusst und werde respektiert.«
»Ich fühle mich wohl und ich mag meine Kollegen.«
»Ich arbeite stundenlang ruhig, klar und konzentriert.«
»Ich fühle mich ruhig und stark, wie ein Fels in der Brandung.«

Selbstliebe und Selbstwertgefühl

Weil es ein wichtiges Thema ist, für Sie, für Ihr Umfeld, für jeden von uns, geht es damit noch weiter. Auch wenn Sie längst wissen oder bis zum Überdruss begriffen haben, dass ein gutes Lebensgefühl auf Selbstliebe und Selbstwertschätzung beruht und dass es sich auf dieser Basis zufrieden und glücklich lebt.

Wir nicken das zwar ab, verspüren aber insgeheim doch oft einen Mangel an Wertigkeit.

Wenn Sie den Eindruck haben, Ihre Selbstwertschätzung könnte steigerungsfähig sein, dann lesen Sie hier weiter, ansonsten springen Sie gleich ins nächste Kapitel.

Wer sich selbst mag und wertschätzt, ohne rücksichtslos oder in narzisstischer Tyrannei auf den Bedürfnissen anderer herumzutrampeln, strahlt etwas so Angenehmes aus, dass man einfach gern mit diesem Menschen zusammen ist. Mit einem Menschen, der sich selbst (und andere) mag, fühlt man sich einfach wohl, jemand wie Alex bringt sonnige Stimmung in die Truppe.

Wenn Sie das ebenfalls entfalten möchten, richten Sie den Fokus auf den Schlüssel zu Selbstliebe und einem guten Selbstwertgefühl. Er liegt, wie bereits erwähnt, im DENKEN, in dem, was die innere Stimme mental von sich gibt.

Aber leider tragen viele von uns alte selbstkritische Denkmuster aus der Kindheit mit sich herum, die Selbstliebe vermindern. »Wie, du hast in Mathe diesmal nur eine Drei minus?? Die letzte Arbeit war doch eine Zwei?!« Kommentar und tadelnder Blick der Mutter, die offensichtlich gerade recht unzufrieden mit dir ist.

»Wieso hast du Depp diesen Ball nicht gehalten, das hätte jeder Blinde mit Krückstock fertiggebracht!«, motzt der siebenjährige Kapitän der Mannschaft.

Es hagelte in der Kindheit immer mal Kritik, dabei möchte doch jeder von uns so wahnsinnig gern »gut genug« sein. Doch da können sich leicht Zweifel einstellen, ob man gut genug ist. Wann man endlich gut genug wäre.

Den meisten Menschen mit geringem Selbstwertgefühl fällt es schwer, sich selbst so sein zu lassen, wie man ist. Man könnte doch erfolgreicher sein, vermögender, sportlicher, beliebter, schlanker, attraktiver, schlagfertiger, disziplinierter, besser und so weiter.

Es geht nicht darum, unambitioniert und träge zu sein. Aber mit gutem Selbstwertgefühl hat man Lebensfreude und eine freudige Motivation, die Spaß macht und die Herausforderungen liebt.

Anstelle von Anspannung, die von Ängsten und Zweifeln angeheizt ist: »Wenn ich dieses Jahr keine Bilanz in Höhe von X vorweisen kann, bin ich unten durch. Um Gottes willen!«

Die gesunde Motivation klingt eher: »Ich hab richtig Lust, die Bilanz dieses Jahr auf X zu bringen. Wäre doch gelacht, wenn ich das nicht hinkriege! Welche Register könnte man ziehen?«

Dreimal darf man raten, welche Motivation mehr Erfolg magnetisiert. Glücklich zu sein führt übrigens zum Erfolg und nicht umgekehrt – darauf kommen wir später noch konkret zurück, denn genau das haben die Studien des Harvard-Forschers Achor bewiesen.

Die Kernfrage zum Selbstwertgefühl lautet also: Wie denke ich in konkreten Situationen über mich selbst? Alle Selbstbewertungen können das eigene Sein, Aussehen oder Tun mitunter gnadenlos kommentieren. Das beginnt mit: »Was für ein Bad Hair Day heute mal wieder, ich sehe grässlich aus!«, oder: »Oh, ich hasse mich dafür, dass ...!«

Bekanntlich hinterfragen Frauen stets ihr Aussehen, ganz egal, wie gestylt und wunderschön sie gerade aussehen. Während das männliche Wesen, durchaus auch glatzköpfig, rotnasig und alt, vor dem Spiegel wohlgefällig seine dicke Plauze tätschelt und ins Doppelkinn murmelt, dass er ein ansehnlicher Bursche sei. Fairerweise sei erwähnt, dass das männliche Wesen sich an anderen Punkten unzulänglich wähnt, was frau eher kaltlässt, zum Beispiel im Alpha-Bereich der Karriere, der PS, der sportlichen Leistung. Egal, was die individuellen Ansprüche sind, die Selbstkritik-Liste ließe sich fortsetzen, aber das lassen Sie ab sofort tunlichst bleiben. Bitte akzeptieren Sie jetzt stattdessen ein energisches Gebot, es ist sogar ein Verbot: Sie dürfen nie mehr negative Gedanken über sich selbst hegen!

Formulieren Sie, wenn Sie möchten, Optimierungen, soviel Sie wollen, aber liebevoll! Formen Sie dazu jeden Tag ein paar positive, freundliche Gedanken über sich selbst.

Sobald Sie sich ab jetzt bei einem negativen Selbstgedanken entlarven, formulieren Sie ihn bitte sofort freundlich und humorvoll um. Zum Beispiel den ärgerlichen Gedanken »Ach, ich bin so ein ungeschickter Trampel!« in »Na und, egal, Scherben bringen Glück! Jetzt bin ich einfach etwas achtsamer«. Der selbstentwertende Gedanke »Sähe ich doch besser aus« ist zu verwandeln in »Ich liebe mich so, wie ich bin«. Die Selbstakzeptanz schließt keineswegs aus, sich gern zu stylen oder Sport zu treiben, um Fitness und Figur zu optimieren. Aber dann lustvoll und mit Vergnügen, nicht, weil es angeblich bitter nötig wäre.

Ist Ihnen schon einmal das Resonanzprinzip bei respektierten und beliebten Persönlichkeiten aufgefallen oder auch beim Gegenteil, bei unbeliebten Menschen? Es lautet:

Wie man über sich selbst denkt, so denken auch die anderen über einen.

Kennen Sie das auch? Sorglose Zeitgenossen mit Hang zur Selbstüberschätzung bis hin zum Größenwahn beeindrucken viele ihrer Mitmenschen oft ziemlich stark. Eigentlich ärgerlich, es zeigt aber die Wirksamkeit des Prinzips. Liegt das am Herdentrieb? Auf jeden Fall führt Alpha-Gehabe oft zur gewünschten Machtposition. Das ist keine Empfehlung, sich in Größenwahn zu versteigen, denn ein gesundes Selbstwertgefühl reicht nicht nur völlig aus, es ermöglicht auch Selbstreflexion, die äußerst konstruktiv ist und positive Entfaltung fördert.

Achten Sie jedenfalls darauf, wie Sie über sich selbst denken. Die wichtigste Maßnahme, um Ihre Selbstliebe und Ihr Selbstwertgefühl zu stärken, lautet: Denken Sie über sich selbst so, wie Sie gern von anderen gesehen werden möchten. Also respektvoll, liebevoll, achtsam und freundlich.

Es versteht sich von selbst, dass wir auch über andere möglichst liberal und freundlich denken. Wer es bevorzugt, kritisch zu analysieren und zu hetzen, etabliert diese Stimme subversiv auch im eigenen Kopf, sich selbst betreffend. Was die eigene Negativität verstärkt, kann zum Bumerang für Sie selbst werden.

Andere gut gelaunt zu coachen und zu loben erzeugt einen positiven Kreislauf, der Sie an schlechten Tagen auch einmal auffängt, weil die anderen dann wiederum Sie herzlich aufbauen. Überhaupt sind Sie mit herzlichem Verhalten eine Bereicherung für andere und für sich selbst. Dem stimmt Ihr Gehirn mit einer Extraportion Dopamin und Serotonin zu! Hier noch eine Tiefenentspannung mit therapeutischer Wirkung.

Wenn Sie möchten, nutzen Sie diese weitere meditative Visualisierung, die Ihre Selbstwertschätzung ganz allgemein stärkt. Auch diese Praxis eignet sich weniger für den Schreibtisch, sie wirkt, wie alle Coaching-Meditationen, am effizientesten vor dem Einschlafen. Dann ist das Unterbewusstsein besonders empfänglich und nimmt die Inhalte mit in den Schlaf. Darüber liefert es zunehmend das, was es erzählt, suggeriert und gezeigt bekommt. Aber erst die Wiederholungen bringen die maximale Wirkung hervor.

Es handelt sich beim Thema Selbstwertgefühl bei vielen Menschen um ein tief gehendes Thema, daher braucht es etwas Ausdauer.

Audio-Datei 15:
Meditative Praxis »Selbstakzeptanz«

Mit tiefen Atemzügen lasse ich los. Die Schultern sind locker.
Mein Bauch ist weich und gelöst. Ich spüre meinen Atem, ruhig und sanft.
Während ich nun einige Male tief durchatme, verspüre ich ein wunderbar freies, weites Gefühl in der Brust.
Mein Körper ist wohlig schwer. Ich fühle die Schwerkraft, die mich festhält. Die Erde trägt mich fest und sicher. So kann ich den ganzen Körper loslassen und mich tragen lassen.
Immer tiefer sinke ich in die wohlige Entspannung.
Ruhig und friedlich komme ich mit der Aufmerksamkeit ganz bei mir selbst an.
Mein Kopfkino lässt schöne Bilder von mir selbst auftauchen.
Ich sehe mich selbst in sonnendurchfluteter Natur, lächelnd und gut gelaunt.
Dabei taucht mein unbeschwertes und heiteres Feriengefühl auf, ganz weit weg vom Alltag. Frei und leicht.
Ich sehe mein Gesicht im Sonnenschein, irgendwo draußen in der Natur, lachend und vital.
Urlaubsbilder von mir selbst huschen durch meine Gedanken ... Frische, Erholung, Lebensfreude.
Weitere Eindrücke von meiner Persönlichkeit dürfen auftauchen ...
... vielleicht von mir selbst beim Sport ... Kraftvoll und energiegeladen.
... vielleicht auf einer Feier, mit Freunden,
... oder einfach entspannt, nach Feierabend, auf der Couch.
Ganz gleich, welche Bilder ich von mir sehe, ich mag mich in allen Versionen.
Ich bin liebenswert, auch mit kleinen Macken.
Ich nehme mich an, genau so, wie ich bin.
Ich genieße, dass es mich gibt.
Innerlich fühle ich ein Lächeln, eine stille Daseinsfreude.
Ich bin wunschlos zufrieden.

Ich bin ganz bei mir selbst.
Ich ruhe in mir. Und fühle mich wohl in meiner Haut.
Mein Selbstwertgefühl und mein inneres Lächeln bringe ich ganz mit in die Situation hier.

Wenn Sie gelegentlich kurze Affirmationen zur Selbstakzeptanz mental wiederholen möchten, wären folgende Sätze beispielsweise passend:

»Ich bin zufrieden mit mir.«
»Ich bin vital und gut gelaunt.«
»Ich mag mich.«

Mich verwöhnen lassen

Kurz und knapp: Um Ihre Selbstliebe-Intensivierung abzurunden, gönnen Sie sich am besten regelmäßig ein Verwöhnprogramm, zum Beispiel eine Massage oder einen Wellnessabend. Wohltuend ist eine Behandlung, bei der Sie von einem anderen Menschen verwöhnt werden.

Machen wir doch die Neurotransmitter zu unseren Komplizen!

Glückslabor Gehirn

Und jetzt ein wohlverdientes Kompliment an Ihr Gehirn. Ihr Gehirn ist nämlich eine Zauberwerkstatt, ein wirkliches Faszinosum. Und vor allen Dingen ein hochpotentes Labor!

Wenn wir dieses Labor im Kopf richtig nutzen, kann es zu unserem Glückslabor werden, das ständig Glücksbotenstoffe in Umlauf bringt.

Um seine Labortätigkeit zu verwalten, wertet es nämlich jede Ihrer Meinungen aus.

Wenn Sie denken: »So ein Mist, es regnet in Strömen!«, drosselt es die Dopaminproduktion, denn die Umstände sind ja anscheinend verheerend.

Der Gedanke »Hey, heute gibt's mein Lieblingsessen in der Kantine!« setzt bereits eine klitzekleine Portion Serotonin frei. Weil das Gehirn heraushört, dass da offenbar etwas Gutes im Gange ist.

Tatsächlich koordiniert und beantwortet das Gehirn alle Informationen unserer B e w e r t u n g e n. Dabei scheint unser Hirn manchmal geradezu naiv und leichtgläubig zu sein. Sogar wenn Sie gekünstelt lächeln, meint das Gehirn nämlich: »Diese Gesichtsmuskelaktivität kann nur etwas Positives bedeuten«, und setzt folgsam ein positives Botenstöfflein in Umlauf, wenn auch nur im Nanobereich.[2]

---

2 Wenn Sie die Mechanismen des Glücksbotenstoffcocktails intensiv nutzen möchten, finden Sie die Rezepte dazu in meinem Buch *Glücksorgan Gehirn*.

Das Prinzip ist also einfach, und jeder kennt es. Bestimmte Gedanken erzeugen bestimmte Botenstoffe – und Botenstoffe erzeugen Stimmungen und Gefühle. Wenn Gedanken unmittelbar verantwortlich für die Botenstoffe und darüber für die Stimmung und Emotionen sind, ist das eine hochpotente Information.

Das Gehirn ist demnach ein Zauberlabor? Oder gar eine Hexenküche? Sowohl als auch!

Wenn es zum Beispiel gelingt, einen machtvollen negativen Gedanken, der den Botenstoffcocktail negativ stimuliert, zu transformieren, ist viel an Wohlbefinden gewonnen.

Passen Sie also auf bei dem, was Sie so meinen, denn Ihr Gehirn hört mit und wertet jeden Bewertungsgedanken sorgfältig aus. Das muss es auch tun, denn wenn vor Jahrmillionen der Gedanke aufkam: »Oh weh, hier könnten sich Säbelzahntiger tummeln, ich bin in Gefahr!«, musste es sofort eine hohe Dosis Adrenalin und Cortisol ausschütten, um den Menschen wachsam und fluchtbereit zu machen. Ein argloser Traumtänzer wäre nämlich bald auf dem Dessertteller des Säbelzahntigers gelandet. So gesehen stammen wir alle von den Angsthasen ab, denn die hatten beste Überlebenschancen.

Jedenfalls stimulieren wir mit jeder einzelnen persönlichen Meinung unsere Stimmung und Gefühle, unsere Reaktionen und unser Immunsystem. Pausenlos!

Dieser individuelle Mix an Botenstoffen ist es, der uns unternehmungslustig oder unmotiviert sein lässt und hungrig oder satt macht, der Gelassenheit oder Stress, gute Laune oder Niedergeschlagenheit liefert. Der beeinflusst, ob wir gut oder schlecht schlafen und der unser Immunsystem stärkt ... oder schwächt.

Last, not least beeinflussen diese im Gehirnlabor erzeugten Stoffwechselhormone obendrein auch noch die Persönlichkeit – ob wir vor Selbstbewusstsein strotzen ... oder ob ängstliche Selbstzweifel an uns nagen. Tatsächlich ein Drogenlabor. Denn für jede Art unserer Befindlichkeit und Stimmung gibt es körpereigene »Drogen«, von Motivationshormonen über Durchhaltehormone, Beruhigungs- und Schlafhormone oder Angsthormone bis hin zum euphorisierenden Endorphin, das uns überschwängliche Freude schenkt.

Diese Neurotransmitter oder Botenstoffe oder Stoffwechselhormone – was das Gleiche bedeutet –, können unsere Komplizen sein, um leistungsfähig und voller Lebensfreude durch den Alltag zu gehen. Die wichtigsten Glückshormone sind Dopamin, Serotonin, Oxytocin und Endorphin. Wenn ein Cocktail aus diesen Neurotransmittern in unserem Körper zirkuliert, sind wir in Bestform, glücklich, energiegeladen, hoch motiviert und konzentriert und leistungsfähig ohne Ende.

Doch wehe, wenn deren Gegenspieler aktiviert werden und den Körper fluten. Sie sabotieren diesen Glückscocktail sofort. Vor allem Cortisol macht uns fertig und raubt uns die gute Laune, die Energie und den Schlaf.

Wer möchte also nicht das Best-of an Botenstoffen für gute Laune, innere Ruhe und Gelassenheit? Solche angenehmen körpereigenen Substanzen, die uns das Gehirn zusammenmixt, können fast süchtig machen, weil wir mit ihnen so gut drauf sind. Vor allem vermag ein positiver Cocktail an Glückshormonen sogar eine bestehende Sucht aufzulösen, das Abnehmen zu erleichtern oder guten Schlaf zu schenken.

Hier in aller Kürze ein paar Tipps für Ihre mentale Leistungsfähigkeit:

Unser Gehirnlabor, das die Botenstoffe in Umlauf bringt, agiert so lange eigenwillig, bis wir aktiv Einfluss darauf nehmen. Und das geschieht beispielsweise über Ernährung, Schlaf, Sonnenlicht, Sport, aber – vor allem – durch die Art des Denkens. Auch Meditation liefert wissenschaftlich belegt Stimulanzien für Neurotransmitter, die uns motivieren und heiter stimmen.

Unser Gehirn ist jedenfalls ein Wunderwerk, in dem permanent Blitzlichtgewitter unserer biomagnetischen Gedankenimpulse funken. Und jeder einzelne dieser Millionen feinen Gedankenimpulse beeinflusst die Produktion der Neurotransmitter.

Selbstverständlich gibt es dominierende und wenig wirksame Gedankenimpulse, was die Neurotransmitter betrifft. Ein wenig botenstoffrelevanter Gedanke wäre zum Beispiel: »Heute Abend sollte ich noch eine Maschine Wäsche waschen.«

Ein machtvoller Gedanke hingegen wäre: »Wenn ich die Präsentation nochmals versemmle, bin ich unten durch.«

Oder: »Hoffentlich ist die Geschwulst an meiner Schulter gutartig! Was, wenn nicht?«

Auch machtvoll: »Ich habe einen überaus solventen Kunden für unsere Firma gewonnen! Damit werde ich sogar den Vorstand beeindrucken! Was für ein Glücksfall!«

Solche Gedanken bringen blitzschnell die entsprechenden Botenstoffe in Umlauf.

Ein Witz zum Beispiel, der uns zum Lachen bringt, entlädt Kaskaden von erfrischenden Wohlfühlstoffen in den Körper. Stoffwechselhormone wie Serotonin, Oxytocin und Dopamin schenken uns dann Heiterkeit, Entspannung und einen klaren Kopf.

Sowohl die Neurotransmitter als auch die Hirnstromwellen reagieren ständig auf unsere mentale Aktivität. Das finden Neurologen so spannend, dass sie das per Blutbild, mittels EEG und im Magnetresonanztomografen untersuchten, mit verblüffenden Ergebnissen.

Wiederholte Gedanken trainieren definitiv das Gehirn, zunehmend bestimmte Stoffe zu produzieren. Wer stets sorgenvoll und negativ denkt, lässt dauernd Adrenalin, Noradrenalin und Cortisol herstellen. Wer freundlich und konstruktiv denkt, dessen Gehirn ist fit darin, Serotonin und Dopamin zu liefern. Letzteres ist eine prima Kombination, denn Dopamin macht Sie motiviert, und Serotonin schützt Sie vor Stress und lässt Sie heiter und gelassen in sich selbst ruhen.

Schwächende und stärkende Gedanken

Stärkende Gedanken sind grundsätzlich immer freundlich. Freundlich zu sich selbst, freundlich über andere. Um mit der eigenen Art des Denkens wunschgemäß umgehen zu können, beleuchten wir natürlich auch die Gedanken, die schwächen und uns sabotieren.

Ablehnende und negative Gedanken heben den Stresspegel, den man unter anderem am Hautwiderstand und der leicht erhöhten Handfeuchtigkeit ablesen kann. Bekanntlich sind warme, trockene Hände im Gegensatz dazu ein Zeichen für Gelassenheit und Wohlbefinden.

Wenn Sie sich etwas Nettes für jemanden ausdenken, verändert sich dabei Ihr Gesichtsausdruck und auch Ihre Stimmung, denn freundlich zu sein entspannt und harmonisiert.

Gefühle von Aggressionen veranlassen das Labor des Gehirns hingegen, sehr subtil unseren Kampfmodus zu aktivieren. Feindseligkeit, Ärger oder Hass machen uns auf der Ebene der Neurotransmitter kampf- und abwehrbereit. Dafür produziert das Gehirn Adrenalin, unseren Kampf-und-Flucht-Botenstoff, Noradrenalin zur weiteren Aktivierung und Cortisol, das »Angsthormon«. Obendrein geschieht das auch noch auf Kosten der angenehmen Botenstoffe.

Das Nervensystem wird in den stressigen Fluchtmodus versetzt, und das macht natürlich nervös. Cortisol ist in dem Kontext ein besonders perfider und destruktiver Botenstoff. Es versetzt uns in den Survival-Modus des Immer-wachsam-Seins, auch wenn wir noch so erschöpft sind. Leider baut es sich sehr langsam ab, im Gegensatz zu seinem Teamplayer Adrenalin.

Cortisol lässt uns unruhig schlafen, wir wachen in der Nacht auf, sind tagsüber reizbar und haben Gedächtnisprobleme.

Das Gehirn interpretiert diesen Zustand ganz unschuldig: »Aha! Die Bedrohung ist also weiterhin vorhanden, der ›Kampfmodus‹ muss also bestehen bleiben. Achtung, wach sein! Noch mehr Cortisol ausschütten!«

Dann liegt man auch am nächsten Abend im Bett, ist todmüde, kann aber trotzdem nicht einschlafen. Absurd. Darüber ärgert man sich. Raten Sie, was darüber an Neurotransmittern geflutet wird. Diese fatale Wechselwirkung kann zu chronischen Schlafstörungen und nervöser Überreizung führen, denn das Gehirn empfängt vom Körper keine Entwarnung mehr. Wenn hier ein Teufelskreis entsteht, sind Erschöpfung, Krankheiten und Burn-out die Folge.

Welche Gedanken können solche Wirkungen haben? Zum Beispiel der Gedanke »Ich hasse meinen Chef. Wenn ich ihn schon sehe! Hoffentlich fährt er mit seinem nagelneuen Mercedes gegen einen Baum!«. Solch ein Gedanke mag seine Gründe haben. Auf jeden Fall ist ein solcher wiederholter oder chronischer Gedanke nicht nur sinnfrei, sondern höchst destruktiv für den eigenen Stoffwechsel und kann im Extremfall zu Konzentrationsstörungen, Magengeschwüren und Schlafproblemen führen. Die Kunst, sich einen guten Botenstoffmix herzustellen, liegt in der Transformation eines solchen Gedankens. »Aber wie«, mag man sich fragen, »wenn dieser Mensch einfach unerträglich ist?«

Wenn Sie im Job mit einem unerträglichen Menschen zu tun haben, gibt es genau zwei sinnvolle Möglichkeiten: Sie suchen sich einen neuen Job. Oder: Sie finden innerlich eine Möglichkeit, die Abneigung in Neutralität zu verwandeln.

Die Voraussetzung zu Version 2: ein Willensentschluss. Sie sind Herr über Ihr Gehirn und Herr über Ihre Emotionen. Sie müssen es nur wollen und das Zepter in die Hand nehmen. Mit der Einsicht, dass Sie sich mit Hass und Aversion nur selbst schaden, können Sie beschließen, Person X nicht mehr so viel Wichtigkeit einzuräumen. Sie könnten sich sogar eine Suggestion zu Hilfe nehmen, wenn es ganz und gar unerträglich ist. Diese Suggestion könnte lauten: »Ach, egal. So wichtig ist er mir nicht. Und so nahe lasse ich das erst gar nicht an mich heran. Ich vermeide die Hassgedanken jetzt einfach. Leben und leben lassen. Ich bin bei mir selbst.«

Auf einen Zettel notiert und ab und zu gelesen, ist das wie Medizin für die hasserfüllte Psyche. Sie praktizieren damit innerlich die viel zitierte Deeskalation. Falls das ein Thema für Sie sein sollte, dann probieren Sie es aus und entscheiden dann, was für Sie persönlich am besten ist.

Das war ein negatives Beispiel zur Transformation. Viel einfacher für die Stimmung ist es, die kleinen Erfreulichkeiten bewusst wahrzunehmen. Kleinigkeiten wie das nette Lächeln des Hausmeisters, das ungewohnt gelungene Essen in der Kantine, der Witz des Kollegen und so weiter. So etwas bewusst wahrzunehmen öffnet die Schleusen für Serotonin.

Recht beständige Glücksgefühle entstehen auch bei Tätigkeiten, in denen wir aufgehen. Wir erleben den Flow, wenn alles wie geschmiert läuft.

Ansonsten gibt es viele Stimulationen, die Sie sich gönnen können. Ein gemütliches Essen mit Freunden, ein Spaziergang im Wald, eine TV-Sendung, die Sie amüsiert. Jeder weiß, dass es oft die Stimmung hebt, Alltagsaktivitäten wie Joggen, Autofahren oder auch Fensterputzen mit gutem Sound zu kombinieren. Auch ein schöner Duft wirkt stimmungshebend, denn solche sensorischen Reize wirken unmittelbar auf das limbische System im Gehirn und veranlassen von dort aus die Ausschüttung von Wohlfühlhormonen. Es gibt sehr viele kleine Trigger für Wohlfühlstoffe, die Sie aus der Freizeit in Ihr Befinden im Job mitbringen können.

Wir können darüber mehr Harmonie von innen heraus herstellen, und das bewährt sich vor allem dann, wenn die Situationen nicht sonderlich erfreulich sind. Es steht nicht immer in unserer Macht, ob wir positive Nachrichten erhalten, Lob, Anerkennung und womöglich eine Gehaltserhöhung bekommen oder ob wir gerade unglücklich verliebt sind.

Fazit ist, unser Denken und unsere Bewertungen besser etwas gütiger zu gestalten. Begründete kritische Bewertungen sind absolut wichtig, doch wenn wir uns angewöhnt haben, ziemlich leichtfertig abzuwerten und zu kritisieren, tun wir uns selbst keinen Gefallen. Jede negative Bewertung löst in geringerem oder größerem Umfang Stresshormone aus, während positive Bewertungen die Produktion von Wohlfühlhormonen fördern.

»*Ich freue mich, wenn es regnet. Denn wenn ich mich nicht freue, regnet es auch*«, fand damals Karl Valentin.

Können wir uns also Glücksbotenstoffe »erdenken«? Ja, können wir, selbstverständlich!

Ihr Werkzeugkasten: Power-Tools für Regeneration und Selbstbewusstsein

Selbstmanagement

Für das eigene Wohlbefinden ist es also bekanntlich nützlich, die eigenen Emotionen ein bisschen steuern zu können. Im Grunde handelt es sich dabei um das Management der eigenen Aufmerksamkeit, deren Lenkung sich wohltuend auf Ihr Selbstbewusstsein und Lebensgefühl auswirkt. Dieses Kapitel ist vor allem für die eher emotionalen Naturen nützlich.

Haben wir womöglich für jeden Tag nur ein bestimmtes Kontingent an Aufmerksamkeit verfügbar? Diesen ziemlich kostbaren Stoff lassen wir jedenfalls oft einfach so herumvagabundieren und hinausfließen. Wir lassen die Aufmerksamkeit von WhatsApp-Nachrichten, Facebook, Instagram, Twitter oder TV-Sendungen absorbieren. Mal springen wir mental in die Vergangenheit, mal in eine Projektion, in eine Hoffnung oder zu einer Sorge, gern auch immer wieder in irgendwelche Wünsche oder verlieren uns in den Tiefen des Internets. Und: »Was ist als Nächstes dran?«, fragt der Verstand hundertmal am Tag und dirigiert das Bewusstsein in die Zukunft.

Weil wir mit der Aufmerksamkeit größtenteils unbewusst umgehen, ist sie bei den meisten vom Aufwachen bis zum Schlafengehen ziemlich zerstreut. Außengesteuert. Womöglich verschwendet?

Wir sind jedenfalls ständig überall und nirgends und selten bei uns selbst. Wenig selbst-bewusst. Wenig zentriert. Wo ist Ihre »ICH-Kraft«? Im Moment in diesem Text, aber der reflektiert Sie gerade wie ein Spiegel und lenkt Sie ein bisschen zurück auf Ihre Selbstwahrnehmung.

Wenn die Aufmerksamkeit aber der eigenen Fokussierung dienen kann, dem eigenen Selbstbewusst-Sein, dann nutzen wir sie doch auch ab und zu mal gezielt für unsere Ich-Kraft, für persönliche Power und Präsenz.

Stellen Sie sich vor, wir könnten allein die im TV-Screen verschwundene Aufmerksamkeit der vergangenen Jahre zurückholen und verfügbar machen – was für ein Reservoir an mentaler Energie und Bewusstheit wäre plötzlich für die Selbstwahrnehmung verfügbar! Wir würden uns in einem Zustand kristallklar fokussierter Präsenz und Ich-Kraft befinden! Faszinierend selbst-bewusst! Nichts gegen Entertainment, das ist hervorragend, wichtig und entspannend. Es geht keinesfalls um Totalvermeidung, aber wie immer, macht die Dosis das Gift.

Nur mit fokussierter Ich-Kraft ist man besonders klar und leistungsfähig, selbstbewusst und erfolgreich. Das Prinzip für gebündelte Aufmerksamkeit ist einfach: Sie konzentrieren Ihre Bewusstseinsenergie dort, wo Sie sie haben wollen. Und Sie ziehen sie dort ab, wo Sie sie nicht verschwenden wollen (zum Beispiel in pausenlosen WhatsApp-Nachrichten oder in nutzloser Wehmut in Gedanken an den Ex.

Tatsächlich müssten wir mit unserer Aufmerksamkeit bloß ähnlich bewusst haushalten wie mit Geld – sodass wir sie lieber hier mal sparen und dort investieren! Damit erschließt sich ein kraftvollerer und mehr selbstbestimmter Lifestyle. Das Leben und Ihre persönliche Kompetenz ändern sich mit der Ausrichtung der Aufmerksamkeit, ganz so, wie Sie es wollen.

Falls Ihnen das nach zu viel Kontrolle klingen sollte: Es ist halb so wild, denn jeder Trainingsprozess automatisiert sich nach kurzer

Zeit. Wie mühsam erschien es anfangs, Buchstaben zu lernen und daraus Worte zu erkennen. Oder bremsen, Kupplung treten, schalten – alles auf einmal! Doch sobald eine neue Konditionierung erfolgt ist, geht es wie von selbst.

Wenn Sie Ihre persönliche Power optimal nutzen möchten, finden Sie im Kapitel »Lifestyle für Fortgeschrittene: Zentrierung« die effektivsten Tools dazu. Doch vorher ergründen wir noch kurz ein anderes Elixir für unsere Alltagsqualität: Freundlichkeit und Resilienz.

Resilienz und innere Stärke aufbauen

Freundlichkeit ist einer der Faktoren, um die eigene Befindlichkeit und Gesundheit zu verbessern. Das Thema füllt viele Studien und Bücher.

Innere Stärke umfasst zusätzliche Aspekte und wird von Psychologen auch als Resilienz bezeichnet. Resilienz stabilisiert Sie sowohl im Job als auch im Privatleben, sie bietet Schutz vor inneren Problemen jeder Art. Sie beinhaltet die innere Kraft einer Person, Niederlagen und berufliche Misserfolge, Konflikte, Lebenskrisen, Erkrankungen, eine Entlassung, einen Unfall oder sonstigen Schicksalsschlag, den Verlust eines lieben Menschen durch Tod oder Trennung oder eine andere traumatische Erfahrung zu meistern.

Resilienz ist vor allem im Beruf wichtig, man könnte sie auch als das »Immunsystem der Seele« bezeichnen. Mit dieser seelischen Widerstandsfähigkeit und Unverwüstlichkeit gilt jemand als »Stehaufmännchen«, oder man sagt demjenigen nach: »Er fällt doch immer auf die Füße!«

Von widrigen Lebensumständen, Schicksalsschlägen oder Krisen lassen resiliente Menschen sich nicht unterkriegen. Sie agieren kreativ und flexibel in Situationen, in denen sich schwächere Naturen ohnmächtig und verzweifelt fühlen würden.

Ohnmachtsgefühle oder Selbstmitleid stellen den Gegenpol zu Resilienz dar. Bei innerer Resilienz glaubt die Person hingegen an ihre eigene persönliche Potenz, Handlungsfähigkeit und an die Effizienz ihres Handelns. Sie empfindet sich als wirksam, steuernd und kompetent. Dieser Glaube an die eigene »Selbstwirksamkeit« lässt einen Menschen in Krisensituationen mit Distanz auf die Situation schauen, oft sogar mit Selbstironie und vielleicht sogar mit (Galgen-)Humor. Dadurch behält man psychisch das Steuer in der Hand und vermag lösungsorientiert zu denken und zu handeln. Belastungen und Misserfolge sehen resiliente Persönlichkeiten als Herausforderungen, um an ihnen zu wachsen.

Mit dieser Einstellung erholt man sich natürlich deutlich schneller von Fehlschlägen und Niederlagen.

In der Kindheit fördern folgende Faktoren die Resilienz: eine gute emotionale Beziehung zu mindestens einer verlässlichen Bezugsperson, die Sicherheit vermittelt. Akzeptanz und Respekt der Eltern oder einer sonstigen Bezugsperson, um ein positives Selbstwertgefühl zu entwickeln. Eine Bezugsperson, die aufzeigt, wie man konstruktiv und kreativ Probleme lösen kann.

Dadurch bildet sich die Grundlage für die Überzeugung, Einfluss auf das eigene Leben zu haben. Das beinhaltet natürlich auch, Verantwortung für das eigene Leben zu übernehmen und sich niemals in die Opferrolle zu begeben.

Manche von uns hatten positive und resilienzfördernde Einflüsse in ihrer Kindheit, andere wiederum nicht. Keine Sorge. Die gute Nachricht ist, dass Resilienz nicht angeboren, sondern erlernt – also trainierbar – ist. Denn das Potenzial dazu ist in jedem Menschen vorhanden.

Falls Sie Ihre Resilienz stärken möchten, gibt es dafür Trainingstipps.

- Stärken Sie Ihr Selbstvertrauen, indem Sie sich kleinen Herausforderungen stellen. Tun Sie Dinge, vor denen Sie sich sonst drücken.
- Belohnen Sie sich, wenn Ihnen das gelingt. Loben Sie sich ausdrücklich für alle gemeisterten Herausforderungen.
- Schauen Sie mit Distanz auf Ihre aktuelle Problematik, als sei es das Thema einer fremden Person. Entwickeln Sie aus distanzierter Perspektive neue Lösungsansätze.
- Versuchen Sie auch einmal, über eine Problemsituation mit Humor nachzudenken
- Erlauben Sie sich aber auch, Ihre Gefühle authentisch und bewusst zu erleben, zu weinen oder Angst und Verkrampfung zu spüren. Allerdings nicht endlos, sondern begrenzt.
- Erinnern Sie sich an erfolgreiche Krisenbewältigungen in der Vergangenheit.
- Übernehmen Sie die Verantwortung für Ihre soziale Situation und schaffen Sie sich ein gutes soziales Netz. Falls dieses noch zu wünschen übrig lässt, überlegen Sie, wie Sie Ihre soziale Eingebundenheit verbessern können, pflegen Sie Freundschaften, übernehmen Sie Verantwortung, trainieren Sie Ihre soziale Kompetenz.
- Kultivieren Sie Optimismus. Glauben Sie daran, dass jede Situation einen Lernfaktor beinhaltet und dass sie für Ihre Entwicklung positiv sein kann.
- Sport verleiht Ihnen Dynamik und stärkt nicht nur den Körper, sondern auch den Geist, und schenkt Selbstvertrauen.
- Gestehen Sie sich trotzdem auch mal zu, um Hilfe zu bitten, wenn Sie wirklich nicht allein weiterkommen.

Vielleicht bringt Ihr Unterbewusstsein Sie tatsächlich manchmal in problematische Konstellationen mit der einzigen Absicht, dass

Sie wachsen und Ihr Potenzial entfalten. Denn dazu sind Schwierigkeiten da, ganz gleich, welchen Ursachen sie entstammen.

Sagen Sie sich: »*Was immer auf mich zukommt, ich kann damit umgehen und werde eine Lösung finden.*«

»*Ich werde eine Möglichkeit finden, um die Krise, das Problem, die Niederlage oder den Fehlschlag zu bewältigen.*«

»*Ich werde daran wachsen und gerade dadurch größeres Selbstvertrauen entwickeln.*«

Vergessen Sie nicht, dass Sie nicht die einzige Person sind, die Widrigkeiten überstehen muss. »Jeder hat sein Päckchen zu tragen«, heißt es so schön.

Ein Therapeut könnte Ihnen dazu viel Erstaunliches berichten, wie bedürftig und verletzt gerade die scheinbar starken, scheinbar glücklichen Menschen oft sind, wie schwach scheinbar unantastbare Autoritäten hinter ihrer Fassade sein können, wie sehr sich jeder Mensch nach Anerkennung sehnt und nach Liebe. Außerdem muss sich jeder Mensch früher oder später Krisen und Schicksalsschlägen stellen. Vergleichen Sie sich daher niemals mit Menschen, denen es scheinbar »immer« gut geht.

Magic-Tool LACHEN

Von mürrisch und entnervt zu vergnügt und locker

Mein Patentrezept: Sollte ich wirklich einmal ungewöhnlich genervt sein, treibt es mich zu meinen Yoga- und Meditationsübungen, und normalerweise ist meine kleine Welt nach 45 Minuten wieder heil. Und manchmal lockere ich vorab erst einmal die grimmige Laune auf. Unfehlbare erste Hilfe: ein oder zwei YouTube-Clips meiner Lieblings-Comedians anschauen.

Was erheitert SIE denn? Gibt es Komiker oder Witze, die Ihre Mundwinkel unwiderstehlich nach oben ziehen? Wenn ja, sind diese wahrscheinlich auch online für Sie verfügbar. Wunderbares WWW! Nutzen Sie es dafür, mehr zu lachen, es tut unglaublich gut!

Das Glück kommt zu denen, die lachen. – Japanisches Sprichwort

»Lachen ist die beste Medizin«, heißt es bekanntlich. Na klar! Wie wir alle es doch lieben, loslachen zu müssen. Selbst in Situationen, in denen es extrem deplatziert wirkt. Manchmal schüttelt es uns gerade dann umso schlimmer, wenn wir nicht lachen dürfen. Wir implodieren regelrecht, und falls irgendjemand diesen Zustand mitbekommt, kann er sein Grinsen nicht verbergen. Gerade der Versuch, einen Lachanfall zu unterdrücken, kann diesen ins Unermessliche steigern und andere unmittelbar aus ihrer Ernsthaftigkeit hinauskatapultieren.

Beerdigungen einmal ausgenommen, findet ein solcher Lachanfall ja doch immer Duldung bis Wohlwollen. Kein Virus kann jemals so ansteckend sein wie ein echter, nicht zu bändigender Lachanfall. Wenn vor Lachen Tränen herunterlaufen, der Bauch wehtut und wir vor Lachen keine Luft mehr bekommen, sind wir berauscht und glücklich. Und unsere Heiterkeit ist unwiderstehlich für die gesamte Umgebung.

Ein solcher Lachanfall ist nur dem Menschen möglich. Aber immerhin können etliche Tierarten, zum Beispiel Mäuse, regelrecht kichern. Das ist bei Mäusen im Ultraschallbereich hörbar, und zwar, wenn sie gekitzelt werden.

Wir Menschen lachen vor allem, wenn wir von witzigen Impulsen mental gekitzelt werden. Und zwar kitzelt uns das im Stirnhirn, wenn dieses kurz stutzt.

Wir essen Tante Hannelore. – Satzzeichen können Leben retten.

Ernsthaft – damit wir etwas witzig finden, checkt das Gehirn – nach einer Analyse der Information im Sprachzentrum –, ob sich diese Information mit unseren üblichen Vorstellungen im Einklang befindet. Ist dies nicht der Fall, ist das Gehirn einen Augenblick lang irritiert und dann amüsiert.

Groteske Übertreibungen oder komplette Absurdität und Widersinnigkeit können uns in einen Lachanfall befördern. Das ist nicht nur ein großartiges Vergnügen, sondern auch ein Gesundbrunnen erster Ordnung. Ein echtes Lachen, das uns durchschüttelt, wirkt angstlösend, aktiviert die Sauerstoffzufuhr, entspannt das Zwerchfell, reinigt die Leber und verstärkt die Durchblutung des ganzen Körpers! Damit noch nicht genug. Es befreit uns sofort von Verspannung und Stress, denn es flutet uns üppig mit besten Botenstoffen. Nach einer Phase des Lachens stellt sich Entspannung ein. Der Herzschlag verlangsamt sich und bleibt auf niedrigem Niveau. Das Zwerchfell ist intensiv gelockert, was die Atmung tiefer fließen lässt.

Selbst Schmerzempfindlichkeit wird durch Lachen herabgesetzt. Warum fühlen wir uns so berauscht und glücklich? Weil neben dem wunderbaren Serotonin auch Kaskaden von Endorphinen ausgeschüttet werden – das sind jene Neurotransmitter, die uns euphorisch und überschwänglich glücklich machen

»*Lachen tötet die Furcht*«, heißt es in Umberto Ecos großartigem Roman *Der Name der Rose*. Sehr wahr, denn Lachen und Angst gehen auf neuronaler Ebene nicht zusammen.

Auch die Zirkulation gewisser Immunsubstanzen ist nach einem Lachanfall noch stundenlang auf erhöhtem Niveau. Die Zahl der T-Lymphozyten steigt an, die Anzahl der natürlichen Killerzellen ist erhöht, die Antikörper der Immunglobulin-A-Klasse vermehren sich. Auch Gamma-Interferon, das die Zellen normalerweise nur zur Bekämpfung einer Virusinfektion ausschütten, ist im Blut nach ausgiebigem Lachen vermehrt nachweisbar. Solche Immunreaktionen sind eine Erklärung dafür, dass vergnügte Persönlichkeiten seltener erkranken.

Aus der Neurologie ein paar Fakten, einfach nur, um Ihre Aufmerksamkeit auf die Wertigkeit des Lachens zu lenken. Eigentlich nichts Neues, das kennen wir mehr oder weniger aus Erfahrung.

- Lachen lockert die Muskulatur des gesamten Rumpfbereichs.
- Der Körper schüttet beim Lachen Glückshormone aus. Die ausgeschütteten Endorphine wirken euphorisierend, entzündungshemmend und schmerzstillend.
- Lachen erhöht die Sauerstoffzufuhr für Gehirn und Körper. Es steigert Konzentrationsfähigkeit und Vitalität.
- Lachen regt den gesamten Stoffwechsel an.
- Lachen löst Stress und Angst. Die Psyche entspannt, das Wohlbefinden steigt.
- Lachen beugt Herzinfarkt und Depressionen vor.

- Das Immunsystem ist gestärkt.
- Lachen macht sympathisch, baut Hemmungen ab und erzeugt Nähe.

Somit ist Lachen ein Gesundbrunnen, der Selbstheilungskräfte freisetzt. Wer oft und herzhaft lacht, tut seiner Gesundheit und seiner Laune etwas Gutes – und seinen Mitmenschen auch.

Und was hat das mit Ihrem Büroalltag zu tun? Wahrscheinlich gibt es in Ihrem Umfeld diese beliebten Menschen, die gern lachen und andere zum Lachen bringen. Vielleicht gehören Sie selbst dazu? Wenn nicht, nehmen Sie diese Fakten doch einfach als Anregung, mehr zu lachen und Ihre Kollegen ebenfalls zu erheitern. Googeln Sie in der Mittagspause doch mal sinnfreien Blödsinn, Slapstick-Szenen oder zwerchfellerschütternde Performances von Komikern!

Persönlichkeiten mit Humor, die andere zum Lachen bringen, sind sympathisch und beliebt. Man kann ihnen kaum böse sein, zumindest haben sie einen erheblichen Bonus.

Das sind doch triftige Gründe, gern und viel zu lachen. Aber auch Lächeln funktioniert. Sogar wenn es ein aufgesetztes Lächeln ist. Das Gehirn an sich ist nämlich sehr gutgläubig, und in dem Fall glaubt es den Gesichtsmuskeln. Aufgrund des Lächelns der Gesichtsmuskeln meint es, dass anscheinend gute und lustige Dinge vor sich gehen müssen. Was macht es? Es antwortet mit Wohlfühlhormonen.

Atmen Sie auf und lächeln Sie. Allein schon darüber, wie leicht sich Ihr kluges Gehirn manchmal auch überlisten lässt.

Praxis:
1 Minute Entspannungsübung »Inneres Lächeln«

Ich sitze bequem und entspannt. Meine Schultern sind weich und locker ...

Meine Arme sind wohlig schwer ... Meine Beine sind wohlig schwer ...

Mein Atem fließt sanft bis in den unteren Bauch hinein.

In meiner Augenpartie lasse ich das Gefühl des Lächelns entstehen. In meinen Augen und um meine Augen herum ist ein sanftes, kaum merkliches Lächeln spürbar.

Auch in meiner Mundpartie fühle ich den Hauch eines Lächelns, kaum sichtbar.

Ein Hauch von Lächeln erfüllt den Innenraum meines Körpers.

Wärme und Wohlbefinden durchströmen meinen ganzen Körper.

Mein Denken und mein Bewusstsein sind von diesem friedlichen Lächeln erfüllt.

Ich fühle mich wohl in meiner Haut und aktiviere meinen Körper wieder. Erfrischt und gut gelaunt mache ich mich wieder an die Arbeit.

Selbstachtung und soziale Integration im Job

Selbstachtung und Selbstwertgefühl ermöglichen es Ihnen, von Herzen freundlich zu Ihren Mitarbeitern zu sein. Ein hilfsbereites und soziales Verhalten macht Sie beliebt, und wer möchte das nicht sein?

Gleichzeitig muss man die Balance finden, sich auch manchmal resolut und energisch durchsetzen zu können. Wem das nicht liegt, der weiß, wie es ist, ausgenutzt zu werden, worüber man sehr verärgert sein kann – innerlich.

Falls Ihr Thema darin liegt, öfters hin- und hergerissen zu sein zwischen dem Gefühl, beliebt sein zu wollen und auch mal Nein sagen zu können, schafft eine simple Strategie Abhilfe.

Vielleicht kennen Sie das: »Könntest du mir bitte mal helfen? Es wäre unfassbar lieb von dir, wenn du diese Arbeit heute für mich übernehmen könntest«, säuselt der Kollege. »Mach ich doch gern, gib mal her«, lächeln Sie zurück.

Innerlich brodelt es. »Der besitzt nicht schon wieder die Frechheit, mir etwas aufzuladen und später dann fröhlich und frühzeitig nach Hause zu gehen?!« Doch, tut er. Mal wieder. Und Sie machen mit. Was bleibt Ihnen auch übrig, wenn Sie so nett gefragt werden, nicht wahr? Schließlich wollen Sie sich ja nicht unbeliebt machen.

Viele Menschen (vor allem Frauen) glauben, sie seien nur dann beliebt, wenn sie alles mitmachen und allem zustimmen. Auch wenn ihre Bedürfnisse dabei auf der Strecke bleiben.

Ist Ihr »sozialer Kontostand« zu weit im Plus und Sie fühlen trotzdem keine Wertschätzung, keine Anerkennung und keinen Respekt?

Kein Wunder. Gerade weil Sie sich bereitwillig ausnutzen lassen und nicht Nein sagen können, erhalten sie keine Dankbarkeit und vor allem keinen Respekt.

»Könntest du mir nächste Woche beim Umzug helfen?«, wird diese allzu liebe Person von einem entfernten Bekannten freundlich gefragt. »Na klar. Gern! Wann denn?«, antwortet die allzu nette Person dienstbeflissen, während sie denkt: »Aber ich wollte nächstes Wochenende doch eigentlich …«

»Aber wie kann ich denn Grenzen ziehen, ohne mich unbeliebt zu machen?«, mag man sich voller Selbstzweifel fragen.

Die Kunst des NETTEN Nein-sagens

Hier folgt eine nützliche Strategie, wenn Sie zum Typus der oft Ausgenutzten, wenig Respektierten gehören. Es ist eine simple Methode, nämlich die Methode des *netten* Neinsagens.

Noch mal zu dem Beispiel, bei dem Sie als gutmütiger Zeitgenosse von diesem entfernten Bekannten nett gefragt werden, ob Sie ihm beim Umzug helfen. Sie haben weder Veranlassung noch Lust noch Zeit dazu, würden aber normalerweise trotzdem sagen: »Ja, gut. Wann soll das stattfinden?«

Natürlich ganz falsch! Um eine Bitte unglaublich nett und respektabel abzulehnen, ohne dass der andere daran etwas aussetzen kann, können Sie die »freundlich ablehnende Dreifach-Antwort« geben, und die geht so:

1. Zuerst geben Sie eine nette Äußerung von sich: »Finde ich gut, dass du eine schöne neue Wohnung gefunden hast!«
2. Nun wird die Absage platziert, aber unbedingt ohne Begründung! Denn eine Begründung ermöglicht eine Diskussion und kann Sie angreifbar machen. Daher sagen Sie also einfach nur: »Leider kann ich am Wochenende nicht.« Punkt, Ende der Ansage.
3. Sie geben nun aber einen netten »Sahneklecks« auf die Ablehnung, was sehr freundlich wirkt. Nämlich einen Lösungsvorschlag, zum Beispiel: »Ich kenne aber Jugendliche, die sich immer gern etwas dazuverdienen. Vielleicht möchtest du mit deren Hilfe gegen einen kleinen Obolus den Umzug managen.«

Damit haben Sie auf eine sehr souveräne und freundliche Art abgelehnt. Niemand würde das kritisieren können. So weit eine wirkungsvolle Strategie für alle allzu netten Zeitgenossen, die sich mit dem Neinsagen schwertun.

Im Job könnte die freundliche Dreifach-Antwort so ähnlich aussehen:

1. Sie antworten auf das Beispiel mit der Bitte um Hilfe freundlich: »Puh, du hast aber heute wieder viel um die Ohren! Kann ich verstehen, dass du dir Kooperation wünschst, dir bürdet man immer so viel Verantwortung auf!«
2. Absage ohne Grund: »Leider schaffe ich das heute und auch morgen selbst nicht, tut mir wirklich leid.«
3. Dann der »Sahneklecks« mit dem Lösungsvorschlag: »Vielleicht kann der Praktikant das bereits übernehmen, was denkst

du? Ansonsten sollte der Chef dir nicht so viel draufpacken, sprich doch einfach mal mit ihm!«

Niemand kann Ihnen das verübeln, Ihre Absage ist einfühlsam, freundlich und souverän. Sie sind nett, aber man kann mit Ihnen eben nicht alles machen!

Sozialer Kontostand im Minus?

Was, wenn aber das Gegenteil der Fall ist? Wenn Sie wenig respektiert und gemocht werden, weil Ihr sozialer Kontostand im Minus ist? Das geschieht denjenigen, die ihr soziales Umfeld überstrapazieren. Beispielsweise, wenn jemand sich oft beklagt, jammert, Schuld zuweist, streitet oder ständig negativ bewertet, schlecht gelaunt ist, mürrisch. Oft Hilfe erbittet, ohne Gegenleistung zu erbringen. Oft andere kritisiert. Oder auch, indem häufig Zuwendung, Aufmerksamkeit, Hilfe und Aufmunterung für die eigene Person eingefordert wird. Auch diese Version – des sozialen Minuskontos – wirkt sich für den Betreffenden ungesund aus, weil diese Version sowohl das eigene Selbstwertgefühl vermindert als auch die Wertschätzung der Umgebung drosselt. (»Diese Spaßbremse mal wieder«, wäre eine der gehässigen Bezeichnungen, die hinter dem Rücken dieser Person genervt geäußert werden).

Was macht es mit der eigenen Stimmung, bei jeder Gelegenheit aggressiv herumzumeckern? Es gibt vermutlich Verhaltensweisen, die mehr zur eigenen Entspannung und guten Stimmung beitragen.

Haben Sie sich schon einmal gefragt, wie Sie sich auf andere Menschen in Ihrer Nähe auswirken? Sind Sie wohltuend und angenehm? Oder wirken Sie eher anstrengend? Vielleicht dominant, fordernd und reizbar? Wie fühlt sich Ihr Gegenüber mit Ihnen? Fühlt Ihr Gegenüber sich wohl, akzeptiert, respektiert und gemocht? Oder genervt, überfordert, unterschätzt oder missgestimmt?

Sind Sie angenehm für andere, wohltuend und erfreulich? Verbreiten Sie gute Laune, bringen Sie Menschen zum Lachen? Oder zumindest zum Lächeln? Nein? Würden Sie es mögen, wenn sich das ändert?

Ein ehrlicher Selbstcheck kann hier Wunder wirken.

Ganz gleich, wie unglücklich Sie sich manchmal fühlen mögen, würde es vielleicht trotzdem ganz knapp noch für eine Prise Selbstironie oder Galgenhumor reichen? Humor gehört tatsächlich zu den großartigsten Sympathieauslösern und Selbstheilungsmitteln, die es gibt.

Wie sympathisch ist ein Mensch, der im Rollstuhl sitzt und, anstatt Mitgefühl und Unterstützung einzufordern, grinsend kommentiert, dass er immerhin überall einen ausgezeichneten Sitzplatz habe. Man ist fast ein bisschen beschämt, weil man selbst doch oft irgendeine Kleinigkeit beklagt, die kaum der Rede wert ist.

Sobald Sie für andere angenehm und bereichernd wirken, und zwar, ohne sich ausnutzen zu lassen, bekommen Sie ganz selbstverständlich ein freundliches und herzliches Feedback, das Ihr Selbstbewusstsein und Ihr Lebensgefühl deutlich steigert. Für diesen Ausgleich des sozialen Kontos können wir kleine Tricks nutzen beziehungsweise positive Strategien. Eine Option ist natürlich, viel öfter seine Hilfe anzubieten. Oder jemandem Aufmerksamkeit zu schenken, Komplimente zu machen oder Lob auszusprechen, statt zu nörgeln oder zu klagen. Vielleicht auch mal ein »Dankeschön!« zu äußern, das fällig wäre.

Bestimmt haben Sie auch schon einmal völlig grundlos und einfach aus guter Laune heraus etwas Nettes zur Supermarktkassiererin gesagt und eine erfreulich freundliche Reaktion zurückbekommen, oder?

Neulich stand mein Einkaufswagen schon nahe vor der Kasse, aber ich musste noch mal zurück, um etwas zu holen, das ich vergessen hatte. Ich schob den Wagen beiseite und ging den Artikel holen. Als ich zur Kasse zurückkehrte, stand mein Wagen direkt am Laufband zum Auflegen. Die beiden Kundinnen hinter mir lächelten mich an und sagten: »War doch in Ihrem Sinne, oder?«

Ich freute mich über die unerwartete Freundlichkeit und äußerte das auch. Darüber freuten sich wiederum die beiden. Jede von uns dreien war nun besser gelaunt als vorher. Freundlichkeit tut uns allen gut, und wir selbst fühlen uns auch wohl damit, freundlich zu sein. Es macht gute Laune, sich gegenseitig ein wenig zu »coachen«, sich Nettigkeiten zu schenken, sich angenehm zu verhalten.

Wir alle können meistens die Stimmung um uns herum ein bisschen verbessern. Versuchen wir doch mal, auch wenn es uns selbst vielleicht gerade nicht so gut geht, ein Lächeln und ein ehrlich gemeintes Kompliment zu verschenken. Das kostet uns nichts, tut dem Gegenüber gut und wirkt wie ein Echo ganz erfreulich auf unsere Stimmung zurück. Gar nicht zu reden von einem kleinen Überraschungsmitbringsel, einer kleinen Nascherei oder Schreibtischdeko. Vermutlich freuen Sie sich mindestens genauso sehr über Ihre kleine Nettigkeit wie der Beschenkte.

Wie auch immer, zu den kostbarsten Geschenken, die wir unserem Gegenüber überhaupt machen können, gehört positive Aufmerksamkeit und freundliche Akzeptanz seiner Eigenheiten.

Das »Powerhouse« – unsere Kraftzentrale

Power-Zentrale Nummer eins ist?

Raten Sie mal!

Hier gibt's tatsächlich ein Kopf-an-Kopf-Rennen zwischen Gehirn und »Beckenraum«, genauer gesagt, dem Energiezentrum im Beckenboden.

Wem die Zentrierung über mentale Methoden besonders liegt, für den ist das Gehirn die Kraftzentrale Nummer eins. Denn die mentale Zentrierung liefert zahlreiche Methoden, etliche wurden schon präsentiert. Der Gehirnstoffwechsel ist von unübertrefflicher Wirkung ... Aber ... nun folgen physiologische Stärkungs- und Zentrierungsmöglichkeiten, die es ebenfalls in sich haben!

Auf der Körperebene ist das Becken die wichtigste Zentrale für uns, um tief und fest in uns selbst verwurzelt, verankert und gut geerdet zu sein. Kein Wunder, denn das sogenannte Powerhouse, der Beckenraum, ist das machtvolle Zentrum unserer Sexualität und Vitalenergie!

Und so kommen wir jetzt zur wichtigsten physiologischen Zentrierungsmethode, zur Kraftzentrale des Körpers, dem sogenannten Powerhouse, bekannt geworden durch Pilates.[3]

---

[3] Pilates ist eine sanfte, wirkungsvolle Trainingsmethode für Körper und Geist. Es handelt sich um ein systematisches Körpertraining, das von Joseph H. Pilates entwickelt wurde. Einzelne Muskeln oder Muskelpartien werden ganz gezielt aktiviert, entspannt oder gedehnt.

Dieses Kraftzentrum sollten Sie kennen – und nutzen. Es beinhaltet die vier Bauchmuskeln, die das Energiezentrum des Körpers umschließen. Diese vier Muskelgruppen bilden Ihr starkes Zentrum, das sogenannte Powerhouse. Und zwar: Beckenboden, Korsettmuskel, Zwerchfell und der vielspaltige Muskel an der Wirbelsäule.

Diese natürliche Kraftzentrale in der Körpermitte wurde früher erstmals bekannt als notwendiger Trainingsbereich für Frauen, die gerade entbunden hatten, und für inkontinente ältere Menschen. Aber wir alle können den Beckenboden und die vier Muskelgruppen des inneren Kraftwerks nutzen. Im Beckenboden sitzt die Quelle der Lebensenergie, unsere Urkraft der Vitalität und unsere Fortpflanzungskraft.

Ist dieser Bereich jedoch degeneriert, sind wir nicht in unserer Kraft verankert. Zudem kann sich die natürliche Krümmung der Wirbelsäule verändern und unsere Haltung verschlechtert sich. Verspannungen und chronische Schmerzen sind oft die Folge. Sexuelle Schwäche und Inkontinenz können weitere Auswirkungen sein.

Kern des Trainings ist dabei der Aufbau der Muskulatur in der Körpermitte. Kampfkunstlehrer nennen das »Kraft aus der Mitte«. Selbst bei sportlich trainierten Menschen ist diese oft zu schwach ausgebildet. Tatsächlich besitzen die vier Muskelgruppen die Potenz, Sie psychisch und physisch stark zu machen. Aus dieser Kräftigung entsteht Selbstsicherheit.

Aktivieren Sie regelmäßig Ihr Powerhouse, manche nennen es auch, »die Tigerkraft wecken«. Denn für Männer und für Frauen ist dieser Bereich, der Beckenboden, elementar wichtig für Energie und für die Organfunktionen. Aber auch Ihr Gefühlsleben, Ihre Ausstrahlung und nicht zuletzt Ihr Sex profitieren davon!

Ein wunderbarer Vorteil der Powerhouse-Aktivierung besteht in deren Unsichtbarkeit. Nutzen Sie die kraftvolle Aktivierung zwischendurch, am Schreibtisch sitzend. Bei Unsicherheit oder Ängsten in einem Gespräch – vielleicht sogar im Vorstellungsgespräch. Die unsichtbare Anspannung der Beckenbodenmuskulatur verleiht ein ruhiges Selbstbewusstsein.

Praxis:
Powerhouse aktivieren

Atmen Sie leicht aus, ziehen Sie während des Ausatmens den Bauch ein wenig ein.

Spannen Sie Ihren Beckenboden jetzt fest an. Dabei atmen Sie ruhig weiter. Halten Sie Ihren Bauchnabel dabei weiterhin in leicht eingezogener Position.

Anspannung im Beckenboden halten und, wenn Sie möchten, auch die Bauchmuskeln etwas mit anspannen. Atmen Sie ausnahmsweise mal nur in Ihren Brustkorb!

Sie können zigmal am Tag, im Stehen oder Sitzen, Ihr Powerhouse anspannen. In der Warteschlange vor der Kasse, im Auto an der Ampel, im Gespräch mit einem Kollegen, beim Tippen in den PC. Das Training ist simpel, unsichtbar und überall möglich.

Durch die Konzentration auf das Kraftzentrum schafft die Beckenbodenstärkung ein Bewusstsein für die eigene Mitte. Der Körper findet seine Balance wieder, Sie fühlen sich stark und nahezu unangreifbar.

Durch Powerhouse-Training verbessern Sie nicht nur Ihre Körperhaltung, Sie verbessern buchstäblich Ihr persönliches Standing und können selbstsicherer auftreten. Unsicherheit verliert sich sofort, wenn Sie in einer Begegnung mit kraftvoll angespanntem Powerhouse stehen oder sitzen.

Erst Erfolg, dann Glück? Nein, glücklich sein macht erfolgreich!

Und nicht umgekehrt, das behaupten zumindest mehrere renommierte Harvard-Forscher. Sie haben sich nacheinander, aber mit einer großen Gruppe von Wissenschaftlern mit dem Thema Glück und Erfolg beschäftigt. In einer Langzeitstudie über ganze 75 Jahre und teilweise in verschiedenen Kontinenten! George Vaillant begann diese Studie mit 268 Harvard-Absolventen, ab dem Jahrgang 1910. Diese Menschen wurden vom Studium bis zum Ruhestand begleitet, und zu den Teilnehmern zählte sogar der spätere Präsident John F. Kennedy, auch wenn dieser nicht den Ruhestand erlangte.

Vaillant fand jedenfalls bei seinen Probanden heraus, dass Glück nicht der sofortigen Erfüllung der Wünsche entspringt, sondern mit einer natürlichen Bescheidenheit und Zufriedenheit einhergeht. Auch gute soziale Beziehungen ermöglichen ein glückliches Lebensgefühl.

Besonders spannend an der Studie, die später sein Kollege, Harvard-Professor Shawn Achor[4], fortsetzte, ist der Umstand, dass glückliche Menschen beruflichen Erfolg regelrecht magnetisch anziehen.

Normalerweise denken wir seit unseren ersten Klassenarbeiten in der Schule, dass wir aufgrund von Anstrengung, Leistung und späterem beruflichen Erfolg erst glücklich werden. Auch den beruflichen Erfolg streben wir an, indem wir hart und viel arbeiten. Und je erfolgreicher wir dann aufgrund der vielen harten Arbeit

[4] http://goodthinkinc.com/speaking/shawn-achor/

irgendwann dann bestimmt sind, desto glücklicher werden wir dann sicherlich auch sein.

Das hält Achor für einen Trugschluss. Sein Credo lautet: Wer glücklich ist, wird dadurch erfolgreicher! Er behauptet: »Glück ist der Schlüssel zum Erfolg – und nicht umgekehrt.«

Wie kommt er bloß zu diesem Schluss?

Die Erklärung ist verblüffend. Achor sagt, dass wir beruflich erfolgreicher sein können, wenn wir glücklich sind. Denn: Unser Gehirn sei in einem positiven Zustand sehr viel leistungsfähiger, konzentrierter und kreativer. Unglaublicherweise ist das Gehirn in einem heiteren, friedlichen Zustand sogar um rund ein Drittel produktiver als in einem emotional negativen Zustand!

Die meisten von uns können laut Achor auf diese rund 30 Prozent höhere mentale Leistungsfähigkeit nicht zugreifen, weil wir eben nicht sonderlich glücklich sind. Weil innere Probleme ein mentales Hintergrundprogramm bilden, das Energie absorbiert. Und zwar auf Kosten unserer Leistung und Konzentration. Je härter wir arbeiten, um das wiederum zu kompensieren, desto verspannter sind wir. Also liegt die Lösung nicht darin, mehr und härter zu arbeiten, sondern darin, glücklicher zu sein! Und genau darüber einen klaren Kopf zu bekommen für Leistung und Kreativität.

Achor plädiert keineswegs dafür, sein Leben mit einer Flasche Bier in der Hängematte zu verbringen und glückselig vor sich hin zu dösen. Selbstverständlich ist auch für ihn Leistung ein wichtiger Faktor für beruflichen Erfolg. Aber alle seine umfassenden Studien, die er in verschiedenen Ländern und Berufsgruppen durchführte, zeigten diesen sonderbaren Umstand. »Das Gehirn funktioniert in einem positiven Zustand signifikant besser als das Gehirn in einem neutralen oder negativen Zustand. Die Intelligenz ist höher, die Kreativität verstärkt sich, das Energielevel steigt an«, erklärt Achor. Seine internationalen Forschungen belegten es jedes Mal aufs Neue: »Im positiven Zustand ist das Gehirn um durchschnittlich 31 Prozent produktiver. Ärzte arbeiten 19 Prozent schneller und akkurater, wenn ihr Gehirn in einem positiven Zustand ist. Verkäufer steigern ihre Leistung sogar um 37 Prozent«, sagt er.

Nachdem der Wissenschaftler insgesamt 45 Länder bereist hat, wo er mit Schulen und Unternehmen langfristig zusammenarbeitete, ist sein Fazit eindeutig: Der Irrglaube, dass härtere Arbeit zu größeren Erfolgen führe, existiere überall und ziehe sich durch alle Ebenen, angefangen bei der Kindererziehung bis hin zum Management – der Glaube, dass wir erfolgreich sein müssen, um glücklich zu sein. Offensichtlich ist es genau umgekehrt.

Dieser Denkfehler steht demnach nicht nur der Entfaltung unseres Potenzials im Weg, sondern auch unserem Lebensglück. Denn immer, wenn das Gehirn einen Erfolg verbucht, hängt man die Latte höher. Nach einer guten Note muss eine möglichst noch bessere her, nach einem Lob vom Firmenvorstand möchte man noch mehr glänzen, man hat ein Ziel erreicht, schon wird das nächsthöhere Ziel angestrebt.

Woran erinnert das? Genau. An den berühmten Hamster im Hamsterrad. Glück wird auf irgendwann später verschoben, frühestens, wenn man das nächste Ziel erreicht hat, in der Zukunft, irgendwann später dann. Unterdessen verkrampft man sich unbewusst physisch und psychisch immer mehr.

Indem wir stattdessen im aktuellen Moment positiv sind, funktioniert das Gehirn deutlich klarer und besser. Damit sind wir fähig, ganz natürlich intelligenter, härter und besser zu arbeiten, sagt der Wissenschaftler.

Leichter gesagt als getan, meinen Sie?

Glücklich sein möchte jeder, aber wie kann man beschließen, glücklicher zu sein? Achor schlägt vor, unser Glück zu definieren, indem wir *den jeweils heutigen Tag* zufriedenstellend verbringen, statt Glück an das Erreichen hoher Ziele in der Zukunft zu koppeln. Darüber seien Glück und Lebensfreude nicht in utopische Ferne projiziert, sondern gleich heute, sogar sofort möglich. Der gemeinsame Kaffee mit den Kollegen, verbunden mit vergnügtem Herumalbern, die Abgabe einer endlich bewältigten umfangreichen Recherche, die Vorfreude auf den abendlichen Saunabesuch ... all das verbessert das Lebensgefühl im Hier und Jetzt.

Patentrezept

Achor präsentiert zusätzlich sein persönliches Patentrezept, und er ist überzeugt, dass es jedem damit in Kürze gelingt, im Hier und Heute und Jetzt zufrieden zu sein.

Wir brauchen seiner Ansicht nach für die Umsetzung seines Patentrezepts nur drei Wochen bis zum anhaltend glücklichen Lebensgefühl. Um das Gehirn entsprechend umzuprogrammieren, sind nur 2 Minuten täglich erforderlich, sagt er, aber konsequent drei Wochen lang. In solch kurzer Zeit könne man sein Gehirn so konditionieren, dass es viel optimistischer und erfolgreicher wahrnimmt, bewertet und arbeitet.

Das funktioniert laut Achor ganz einfach: Man führt drei Wochen lang ein abendliches Notizbuch. Jeden Abend trägt man mindestens drei neue Dinge ein, für die man an diesem Tag dankbar gewesen ist. Inklusive winziger Kleinigkeiten, wie eine witzige SMS, ein nettes Gespräch mit einem Kollegen, ein lachendes Kind, ein leckeres Dessert, ein Lob, ein unterhaltsamer TV-Film.

Und was macht das mit unserem Gehirn? Worin liegt das Wunderwerk?

Darin, dass das Gehirn neuerdings vor allem nach positiven Elementen Ausschau hält! Negative Ereignisse werden weniger beachtet, kleine Erfreulichkeiten umso intensiver wahrgenommen. Nun scannt es also nebenbei den Tag nach positiven Kleinigkeiten durch. Negative Dinge werden beiseitegelassen, schließlich muss es abends mindestens drei neue Ereignisse vorzuweisen haben!

Nach 21 Tagen hat das Gehirn diese positiven Bewertungen als eine Art Positivscan in seine übliche Arbeitsweise integriert. Ein wichtiger Auftrag, den es ernst nimmt. Das ist ihm also aktuell wichtiger als der übliche kritische oder gar negative Scan wie sonst beispielsweise: »Heute morgen musste es natürlich in Strömen regnen, und ich hatte keinen Schirm dabei. Haare klatschnass, Frisur hinüber, der Tag hat ja schon gut angefangen!«, das hätte es vielleicht sonst abgespeichert. Laune? Im Eimer.

Aber so merkt es sich: »Die neue Kollegin hat mich lachend begrüßt und gemeint, ich sähe ja aus wie ein begossener Pudel. Und begossene Pudel könnten bekanntlich erst mal einen doppelten Espresso vertragen!«

Schon stand duftender Kaffee auf dem Schreibtisch. Wie süß, was für eine herzliche Begrüßung, findet der Positivscanner im Gehirn. Prima, schon der erste positive Punkt für heute Abend, sagt sich das Gehirn und folgt weiterhin brav seinem Auftrag. Laune? Im grünen Bereich.

In Achors Forschungsarbeit hat sich diese Methode als überaus wirksam erwiesen. Die Dankbarkeit und positive Achtsamkeit bringen jeden Tag einen guten psychischen Zustand mit sich und entspannen uns in emotionaler Hinsicht. Genau das ist es, was wiederum die Konzentration, Klarheit und Leistung verbessert. Der Erfolg kann kaum ausbleiben. Eine positive Aufwärtsspirale ist gestartet.

Lifestyle für Fortgeschrittene: ZENTRIERUNG

Wenn Sie bis hierhin vorgedrungen sind, haben Sie vielleicht schon einige Power-Tools für sich selektiert, oder? Manches wirkte für Sie überflüssig, anderes wohltuend, einige Informationen aufschlussreich und nützlich.

Jetzt legen wir sozusagen den Turbo-Modus ein. Die Praxis der Zentrierung ist nämlich der machtvollste Schlüssel zu Erfolg, Resilienz, innerem Frieden, Gelassenheit, Leistungsfähigkeit, sozialer Kompetenz und nicht zuletzt – Ihrer Lebensfreude!

Was immer Sie bisher umgesetzt haben, wird hier weiter intensiviert. Ihre Ich-Kraft, Ihr Selbstbewusst-Sein ist tatsächlich eine kostbare Energie, aber mit dieser hochwertigen Energie gehen viele von uns nicht gerade selektiv um, eher verschwenderisch und achtlos. Dann wird die Bewusstseinsenergie, wie schon erwähnt, regelrecht in alle Winde verstreut. Statt bei sich selbst zu sein, fließt die Aufmerksamkeit, das Bewusstsein in WhatsApp, Tinder, Instagram, Twitter, Facebook oder in TV-Filme. Das ist längst noch nicht alles, außerdem fließt sie natürlich ins soziale Umfeld, zum Partner, zu Kollegen, zu Freunden und zu »Feinden«. Was völlig normal und in Ordnung ist, solange wir auch noch ein Stück weit bei uns selbst sind.

Fließt die Bewusstseinsenergie in Form positiver Emotionen, ist sowieso alles bestens. Problematischer kann es sein, wenn sich die Bewusstseinsenergie in negativen Emotionen wie Selbstzweifeln, Hass, Angst, Sorgen oder Ärger manifestiert. Das ist vergleichbar mit einem Gefäß mit Loch im Boden. Die mentale Energie sickert verlustreich und ersatzlos hinaus.

Bei Freude oder Liebe fühlt es sich allerdings nicht an, als würde etwas versickern, im Gegenteil, positive Emotionen verstärken unsere Energie und Präsenz, weshalb auch immer das so sein mag, aber jeder von uns kennt das aus Erfahrung. Daher empfiehlt es sich, ein bisschen darauf zu achten, was uns Bewusstheitsenergie ersatzlos verlieren lässt.

Und was ist mit dem Extremzustand der Verliebtheit? Gerade hier sind wir nun mal völlig »außer uns«, total »aus dem Häuschen«. Aber auch diesem positiven Zustand wollen wir selbstverständlich keinesfalls entgegenwirken! Denn dieses »Aus-dem-Häuschen-Sein« der Verliebtheit ist berauschend, energiereich und beglückend. Auch wenn wir in Gedanken ständig »hin und weg«, ständig beim anderen sind. Weshalb verlieren wir hier keine Energie? Der Geist verweilt doch, wenn's uns heftig erwischt hat, nonstop beim geliebten Menschen. (»Wie würde er/sie das jetzt finden? Das muss ich ihm erzählen! Ob wir bald zusammen in Urlaub fahren? Ich muss zum Friseur, in Fitnessstudio, in den Dessousladen et cetera, um *noch* besser auszusehen ... Ich weiß einen leckeren Wein, den ich für unser nächstes Date besorgen werde ...« und so weiter.) Trotzdem sind wir energiegeladen, glücklich und hoch motiviert.

Ganz einfach: Hier sind wir im wechselseitigen Energieflow mit dem anderen. Außerdem produziert unser Gehirn große Portionen an rauschhaften, energetisierenden Glückshormonen. Was für ein herrlicher Zustand! Lassen wir unsere Bewusstheit und sämtliche innere Energie in der Verliebtheit verschwenderisch fließen und in rosaroten Wölkchen schwelgen, wer würde hier etwas limitieren wollen?!

AUSSER ... beim Worst Case: Die Verliebtheit wird nicht erwidert. Eine fatale Situation, denn DANN findet wirklich ein extremer und schmerzhafter Verlust von Bewusstseins- und Emotionalenergie statt. Ein unseliger Zustand, bei dem wir leerlaufen, wie ein Eimer ohne Boden. Sollte das irgendwann einmal der Fall sein, dass Sie unglücklich verliebt sind, ohne dass der andere Ihr Interesse erwidert, können Ihnen gerade die Zentrierungsmethoden umso nützlicher sein, weil Sie ansonsten irgendwann leer sind, völlig außer sich, »durch den Wind« sozusagen – wir kennen viele Bezeichnungen dafür, wenn jemand seine Mitte, seine Zentrierung verloren hat.[5]

Die Sabotagefaktoren, die uns zu viel Energie und Bewusstheit kosten, wurzeln ansonsten meistens in negativen Emotionen oder manchmal auch in zu viel Social Media.

Generell ist es bei negativen Emotionen offensichtlich, dass wir die Energie verlieren, die wir eigentlich für die Vitalität und Selbstbewusstheit brauchen. Während positive Gefühle uns energetisieren, sind negative Gefühle defizitär und laugen uns aus.

Und wenn wir auf diese kostbare Aufmerksamkeitsenergie nicht ab und zu mal achtgeben, vergeuden wir sie gedankenlos und zerstreuen sie in alle Welt, verlieren sie an Situationen, Gefühle, Sorgen, Stress et cetera.

Da wir diese Energie nicht messen können, fällt uns ein Defizit nicht bewusst auf, nur sind wir manchmal diffus unzufrieden, irgendwie leer, angeödet oder gelangweilt. Es fehlt ein wenig an Lebendigkeit und Lebensfreude, aber wir haben trotz dieses unterschwelligen Frusts keinen rechten Plan, ob das eventuell anders sein könnte. Im Zweifel greifen wir zu einem starken Kaffee und einem Vitaminpräparat, doch tatsächlich wäre es nützlicher, mit der eigenen geistigen Energie etwas bewusster umzugehen.

---

5 Für diesen »Worst Case« habe ich in meinem Buch *Umarme Dich selbst* ein umfassendes Repertoire an praktischen Methoden entwickelt, um sich »glücklich zu entlieben« und wieder kraftvoll bei sich selbst zu sein.

Im Zusammenhang mit dem unbemerkten Verlust der kostbaren Aufmerksamkeitsenergie können wir auch einmal hinschauen, ob wir eine diffuse innere Leere oder eine Art inneren Hunger oder Unzufriedenheit zu kompensieren versuchen. Das äußert sich zum Beispiel in den neuen Suchttrends, nämlich Internetsucht oder Shoppingsucht. Das soll keine Kritik sein, Internet oder Shopping können so viel Spaß machen, aber falls es überhandnimmt, geschieht unbemerkt und unabsichtlich ein Abfließen von mentaler Energie. Es scheint harmlos zu sein, schließlich endet man damit ja auch nicht in der Klinik. Aber ebenso, wie man beispielsweise durch eine übertriebene Fixierung auf die Verhaltensweisen anderer Menschen die Macht an diese abgibt, können wir im Extremfall auch hier zu viel Persönlichkeitskraft verlieren. Wir geben dann den Dingen und der Wunschbefriedigung eine gewisse Macht, schon allein die Macht über unsere Lebenszeit.

Vielleicht checkt man ab und zu einmal die Angewohnheiten und schaut nach, ob diese vielleicht doch etwas zu viel Macht über uns haben. (Männer dürfen an dieser Stelle berechtigterweise (oder auch nicht?) anmerken, dass die übervollen Schuhschränke mancher weiblicher Wesen demnach vor Aufmerksamkeitsenergie nur so strotzen.)

Ein wirklich dramatischer Verlust an mentaler und emotionaler Energie findet allerdings dann statt, wenn wir wegen einer Person so richtig wütend oder frustriert sind. Ganz gleich, ob wir dann Rachepläne schmieden oder in ärgerlichen Gedanken über diese Person verharren und die bitterbösen inneren Anklagen gedanklich zigmal wiederholen – unsere kostbare Bewusstseinsenergie fließt in solchen Fällen in Strömen aus dem eigenen Geist hinaus. Genau diese Portion geistiger Energie fehlt uns dann später für Konzentration, Gelassenheit, für die innere Mitte und eine friedvolle Selbstwahrnehmung. In dieser Form gibt man die Macht über sich selbst definitiv an eine andere Person ab und schenkt dieser Person mehr Beachtung als sich selbst. Besonders in solchen emotionalen Situationen bringt Sie die Praxis der Zentrierung in Ihre Mitte und gibt Ihnen die Macht über sich selbst zurück.

Offensichtlich besteht also ein großer Unterschied in unserem Energiehaushalt *je nach Art der Emotion*. Jeder von uns kennt diese Wechselwirkungen – wenn wir uns liebevoll zuwenden, entsteht positive Energie in uns, aber wenn wir unerfüllte Fantasien hegen oder sogar in Missgunst, Selbstmitleid oder in wütenden Schuldzuweisungen schwelgen, verlieren wir an Kraft, Präsenz und Selbstwahrnehmung. Nebenbei generieren wir dadurch Lustlosigkeit, Verspannung und schlechte Laune. Unser Gehirn ist bekanntlich darauf spezialisiert, je nach Art der jeweiligen Gedankenaktivität innerhalb von Sekundenbruchteilen den dazu passenden Cocktail an Botenstoffen durch den Körper zirkulieren zu lassen.

Ein vergleichsweise harmloser Aufmerksamkeits- und Zeitfresser ist unser heiß geliebtes Internet. Wie oft kann einem ein halber Sonntag entgleiten, indem man stundenlang im Netz herumtrödelt, sinnfrei herumsurft, eBay durchsucht, googelt oder twittert, tindert, postet, oder whatsAppt, ohne ein Ende zu finden. Auch das TV besitzt manchmal einen solch unwiderstehlichen Magnetismus für unsere Aufmerksamkeit.

Kennen Sie das? Man zappt von einem Sender zum nächsten, ohne etwas wirklich Spannendes zu finden, dann zappt man sicherheitshalber noch einmal durch. Man könnte fast meinen, dass die Ausschaltknöpfe von PC, TV und Handy über eine geheime Ausschalt-Abwehrautomatik verfügen.

Könnten und möchten Sie überhaupt präsenter sein, mehr in Ihrer Mitte ruhend? Mehr Sie selbst? Selbstbewusster, energiegeladener?

Empfehlenswert ist das allemal, denn durch Achtsamkeit und Präsenz entsteht der angenehme Lebenszustand, friedlich und behaglich im eigenen Sein verankert zu sein und darin zu ruhen, uns selbst heiter und gelöst zu spüren und das eigene Dasein zu genießen. Womöglich sogar dann, wenn drum herum vielleicht gerade das Chaos tobt. Gerade die eigene Präsenz verleiht uns ein heiteres und ruhiges »Fels in der Brandung«-Gefühl. Die Macht des eigenen Geistes erweist sich als beinahe unbegrenzt, wenn wir sie nur zu nutzen vermögen, um zunehmend Stärke und Präsenz, innere Klarheit, Gesundheit und Lebensfreude zu erzeugen. Wie das funktioniert? Sie zentrieren sich, indem Sie jeglichem Stress oder negativen Emotionen ein intensives Selbstgewahr-Sein entgegensetzen.

Wenn Sie möchten, finden Sie hier wiederum ein prall gefülltes »Sortiment« an Zentrierungsstrategien, von denen Sie Ihre höchst persönlichen Lieblingstools auswählen dürfen!

Auswirkungen von Zentrierung

Auch wenn wir ihn liebenswert und erheiternd finden – wer so konfus, cholerisch und verpeilt wie Donald Duck durchs Universum tobt, der bliebe im realen Leben nicht von Magengeschwüren, Ablehnung, Kündigung, sozialem Abseits und Schlafstörungen verschont. Donald verkörpert sozusagen das krasse Gegenteil von Zentrierung, und da er selbst die Schlimmsten unter uns in seiner Verpeiltheit weit übertrifft, finden wir ihn ziemlich unterhaltsam.

Tatsächlich ist es im Gegensatz zu diesem rastlosen, liebenswerten und cholerischen Erpel eine der wichtigsten Grundlagen für Lebensglück und Erfolg, zentriert zu sein und in sich selbst zu ruhen. Genau das ist die Basis für Charisma. Für Konzentration und Leistungsfähigkeit, für Effizienz, positives Selbstwertgefühl, Gesundheit und guten Schlaf.

Das Alltagsleben verfügt ohnehin leider über zahllose Varianten, uns aus unserer Mitte hinauszumanövrieren. Zeitdruck, Hektik, Lärm, Stress, Sorgen oder Emotionen zerren an uns herum.

Welche Varianten können gerade dann besonders schnell und gut helfen, uns zu zentrieren? Die wichtigste Basis kennen Sie bereits. Sie heißt Entspannung, Entspannung und nochmals Entspannung. Zunächst auf körperlicher Ebene, dann auf mentaler Ebene. Zumindest eine Entspannungstechnik sollten Sie kennen und gerade dann nutzen, wenn es mal wieder viel zu heiß hergeht.

Die darüber hinausgehenden Zentrierungsmethoden bringen uns mit unserem innersten Wesen, dem reinen Selbstbewusst-Sein und dem gegenwärtigen Moment in Kontakt. Der natürliche Ruhezustand des Geistes besteht in einer heiteren stillen Wachheit. In einer gelassenen Präsenz und Bewusstheit, die sich klar und ruhig anfühlt. Dazu brauchen wir nichts Neues zu erzeugen und nichts zu erlernen. Es reicht, bewusst das wahrzunehmen, was schon in uns IST. Und die Sabotagefaktoren zu verringern.

Zentrierung bedeutet also, in die eigene Mitte zurückzukehren. Doch wie um alles in der Welt soll sich zum Beispiel eine gestresste Kindergärtnerin zentrieren, während gerade mehrere Kinder schreien wie am Spieß, der Kleinste mit dem Stuhl umkippt und um sie herum das Chaos ausbricht?

Oder wenn sich auf Ihrem Schreibtisch die Ordner türmen und Abgabetermine aus dem Ruder laufen?

Wenn Sie Ihre Lieblingsentspannungsmethoden gefunden haben und praktizieren, haben Sie sich schon das Fundament erschlossen. Das geht leicht in die bewusste Zentrierung über, und dadurch wird Ihre Präsenz, Klarheit und Effizienz intensiviert.

Präsenz wirkt kompetent und machtvoll, Sie sind dann nicht nur ganz bei sich selbst, sondern spüren eine vielleicht nie erlebte »Ich-Kraft«, die nichts mit Egoismus, aber dafür mit fast schon »erhabener« Bewusstheit und wacher Klarheit zu tun hat. Menschen mit Präsenz und Ich-Kraft sind ungemein charismatisch, sie ernten Bewunderung und Respekt, ohne sich darum zu bemühen.

Auf jeden Fall können wir bereits **mit einer kleinen(!) Portion Zentrierung** die Qualität unseres Alltags erstaunlich positiv beeinflussen.

Jetzt greifen wir dabei sozusagen »in die Vollen«! Das heißt, Sie finden bei den Zentrierungsmethoden ein gutes Dutzend verschiedener Möglichkeiten, weil für jeden Menschen und jede Situation unterschiedliche Strategien passen.

Vielleicht sind ein oder zwei Methoden dabei, die Sie auf Anhieb ansprechen, dann sind das auch die besten Versionen für Sie. Mit ein wenig Praxis werden Sie zeitnah angenehme Veränderungen bemerken.

Zentrierung im Atem

Eine der einfachsten Methoden zur Zentrierung besteht darin, den eigenen Atem achtsam zu beachten und darüber im Hier und Jetzt aufzutauchen. Ganz gleich, ob Sie dem leisen Geräusch, das Ihr Atem verursacht, lauschen, ob Sie den Atem in der Nase spüren, die Bewegung im Brustraum oder die Bewegung im Bauchraum. Sobald Sie bei Ihrem Atem verweilen, sind Sie bei sich selbst.

Vor allem ist die Beobachtung des eigenen Atems immer und überall einsetzbar, ohne dass es jemand registriert. In jeder Alltagssituation ist es wohltuend, entspannend und zentrierend, sich des eigenen Atems gewahr zu sein. Sie brauchen dazu nur das Strömen der Atemluft zu beobachten und die Bewegung, die Ihr Atem in Ihrem Körper verursacht. Fühlen Sie jetzt doch einmal die Atembewegung, die das Ein- und das Ausatmen verursachten – im Körperinnenraum, in der Bewegung des Brustkorbs und des Bauches.

Das mag sich im Alltag in einer stressigen Situation anfangs vielleicht etwas unkomfortabel anfühlen, weil die Atmung durch Anspannung typischerweise flach, schnell und verkrampft ist. Aber es genügt bereits die eigene Aufmerksamkeit, um die Atmung sanft zu regulieren und sich ein Stück weit zu entspannen.

Falls Sie gelegentlich unter Lampenfieber leiden, wenn Sie beispielsweise vor einer Gruppe sprechen, oder Prüfungsängste haben, ist die Atemzentrierung eine gute Technik, die angstlösend wirkt und Ihre Gelassenheit und Selbstsicherheit stärkt.

Außerdem ist auch bei Einschlafproblemen die Beobachtung des eigenen Atems, der Atembewegung im Körper und das Lauschen auf die eigene Atmung gut geeignet, um zur Ruhe zu kommen und in den Schlummer zu sinken.

Sie finden hier gleich mehrere Versionen der Atemzentrierung, die Sie am besten zuerst einmal in einer Ruhesituation einüben. Danach können Sie die bevorzugte Atembeobachtung auch in jeder Alltagssituation einsetzen. Nehmen Sie sich zum ersten Einüben am besten 5 bis 10 Minuten Zeit.

Praxis:
Atemzentrierung

Setzen Sie sich ruhig und entspannt hin und praktizieren Sie jede Version der Atembeobachtung mindestens 3 Minuten lang. Atmen Sie entspannt, zwanglos und angenehm. Der Atem fließt ruhig und eher tief, genießen Sie vor allem das Gefühl des Atmens, im Bewusstsein, pure Lebensenergie zu »trinken«.

- *ATEMGERÄUSCH: auf den Atem horchen. Lauschen Sie einfach auf den eigenen Atem, wenn die Umgebungsgeräusche nicht zu laut sind. Diese Übung zentriert und beruhigt.*

- *LUFTSTROM: Beobachtung des Luftstroms. Nehmen Sie den Atem in Ihrer Nase wahr. Spüren Sie das seidige Einströmen der kühlen eingeatmeten Luft in der Nase. Spüren Sie das Ausströmen der leicht erwärmten Luft aus der Nase. Die Fokussierung auf das Strömen der Atemluft in der Nase wirkt beruhigend und klärt den Geist.*
- *ATEMBEWEGUNG: spüren. Fühlen Sie die innere Atembewegung im Körperinnenraum, in der Bewegung des Brustkorbs und des Bauches. Spüren Sie, wie sich Ihr Brustkorb weitet und wieder einsinkt. Spüren Sie ebenfalls die Bauchbewegung, die der Atem verursacht. Mit jedem Atemzug hebt sich die Bauchdecke ein wenig und mit jedem tiefen Ausatmen sinkt sie wieder etwas ein.*
- *HARA-ATMUNG. Das Hara-Zentrum befindet sich etwa 3 Zentimeter unter dem Nabel; legen Sie dort zwei Fingerspitzen auf und drücken Sie leicht. Atmen Sie zu Ihren Fingerspitzen hin und stellen Sie sich vor, dass dieses Zentrum mit heller Energie zu leuchten beginnt. Mit jedem Atemzug laden Sie es weiter mit Energie auf. Spüren Sie die Bewegung des Atems im Unterbauch, der sich mit jedem Atemzug leicht hebt und senkt.*

Wo immer Sie im Alltag die Fokussierung auf den Atem nutzen, um sich zu zentrieren, Sie sind augenblicklich wieder bei sich selbst und entspannen sich, sobald Sie sich des eigenen Atems bewusst sind.

Zentrierung durch Solarplexus-Entspannung

Sie können regelrecht »komfortabel« zentriert sein, wenn Ihr Nervensystem stark und ruhig ist. Entspannung findet dabei vor allem über den Solarplexus* und über den Vagusnerv statt und wird von da aus in alle Körperregionen übermittelt. Wenn Sie wissen wollen, wie sich ein entspannter Solarplexus und Vagusnerv anfühlen, denken Sie einmal an Ihren behaglichen Zustand sonntagmorgens, wenn Sie ohne Weckerklingeln irgendwann ausgeschlafen von selbst erwachen und noch gar nicht wissen, wie Sie heißen. Diese ersten Momente im Erwachen sind tiefenentspannt und dienen der Orientierung (»Ach ja, heut ist ja Sonntag«) und man taucht allmählich und schläfrig und wohlig in den Wachzustand auf. Der Körper ist warm und entspannt, der Geist ruhig. Die Seele ist zufrieden und gelöst. Dieses behagliche tiefe Wohlbefinden entstammt einem entspannten Solarplexus[6].

Spüren Sie hingegen im Alltagstrubel einmal in diese Bauchregion hinein, werden Sie häufig feststellen, dass sich gerade dieser Bauchbereich angespannt anfühlt und Ihr Atem eher flach und kurz geht. Meistens sind wir im normalen Alltag weit von diesem herrlich entspannten »Aufwachfrieden« entfernt. Aber ganz so weit müssen wir davon nicht entfernt bleiben, wenn wir üben, den Solarplexus gezielt zu entspannen.

Voraussetzung ist erst einmal die Bewusstwerdung der inneren Spannung, schon das beinhaltet eine gewisse Zentrierung, ein Selbst-gewahr-Sein, wenn auch mitunter ein etwas Unbehagliches. Immerhin können wir an dem Punkt wunderbar ansetzen, um aus dem etwas unbehaglichen Selbst-gewahr-Sein ein behagliches und starkes Selbst-bewusst-Sein zu machen. Die gezielte Entspannung des Solarplexus ist eine hervorragende Methode dazu.

Die erste Hilfe bei Anspannung und Stress bedient sich mal wieder des wirkungsvollen Tools der Atmung, um den Solarplexus zu entspannen. Wann immer Sie Unruhe und Anspannung bemerken, konzentrieren Sie sich auf Ihren Bauch und atmen Sie so tief in den Bauch hinein, dass sich die Bauchdecke mit jedem Atemzug hebt und senkt.

---

6 Der Solarplexus ist das zentrale Nervengeflecht hinter dem Magen, das etliche Körpervorgänge steuert, den nervlichen Zustand erzeugt und die psychosomatische Verbindungsstelle zwischen Körper und Seele darstellt.

Folgende Rückmeldung möchte ich Ihnen an der Stelle nicht vorenthalten: Barbara, eine Klientin, hatte diese gezielte Solarplexus-Entspannung für sich mit großer Begeisterung sowohl in der Entspannungsmeditation als auch in alltäglichen Situationen praktiziert. Nach ein paar Monaten erzählte sie, dass sie es geschafft habe, dadurch mit dem Kettenrauchen aufzuhören!

Ihr Körpergefühl habe sich stark verändert, berichtete sie, und sie habe sich erstmals in ihrem Leben so richtig behaglich wohl in ihrer Haut gefühlt. »Irgendwie war es genau das, wonach ich unbewusst immer gesucht habe!«, kommentierte sie ihre Solarplexus-Entspannung.

Daraus habe sie erstmals die Motivation entwickelt, mit dem Rauchen aufzuhören, was sie sich bis dahin nicht vorstellen und zutrauen konnte. Die starke Raucherin, die 30 Zigaretten und mehr pro Tag konsumierte, zog aus der Solarplexus-Entspannung die Kraft, ihre Sucht aufzugeben: »Immer, wenn ich Lust auf eine Zigarette bekam, praktizierte ich sofort die gezielte Solarplexus-Entspannung, ganz gleich, wo ich war. Sobald ich meinen Bauchraum derart intensiv entspannte, löste sich das Verlangen auf. Innerhalb von drei Wochen war meine Lust auf Zigaretten komplett vergangen. Ich hatte zwar nach einem halben Jahr noch mal einen kurzen Rückfall, verursacht dadurch, dass ich mich enorm geärgert und aufgeregt hatte. Aber im zweiten Anlauf gelang es prompt wieder, das Rauchen einzustellen, und dabei wird es jetzt auch bleiben. Ich werde aber auch weiterhin, besonders wenn Ärger und Stress auftauchen, sofort die Solarplexus-Entspannung einsetzen, auch wenn ich die Sucht hinter mir gelassen habe und nur noch Ekel vor Zigarettenrauch verspüre. Inzwischen bin ich durch meine »Solarplexus-Atmung« durchweg so entspannt, dass daraus auch eine tiefe Gelassenheit entstanden ist. Die hält sogar an hektischen Arbeitstagen an! Sie ist zu meinem höchst angenehmen Normalzustand geworden.«

Die folgende Übung bildet die Solarplexus-Tiefenentspannung, auch wenn die »Solarplexus-Atmung« am wichtigsten ist, Sie können diese schrittweise lesen, um systematisch in die Tiefenentspannung zu sinken, oder dem Download dazu lauschen.

Mit etwas Erfahrung können Sie die »Solarplexus-Atmung« auch einzeln machen, darüber entspannen und harmonisieren sich Körper und Psyche dann gleichzeitig.

Für Ihre Praxis, wenn Ihnen diese Methode geläufig ist, können Sie sich für jeden Punkt etwa 1 bis 2 Minuten gönnen. Mit etwas Übung können Sie den ruhigen, entspannten Zustand unmittelbar im Alltag abrufen und erzeugen.

Audio-Datei 16:
»Solarplexus-Atmung«

Ich sitze entspannt und bequem und lasse alle Anspannung los. Die Stirn und alle Gesichtsmuskeln sind locker.
Ich nehme mir Zeit für mich. Der Hauch eines Lächelns huscht kaum merklich durch meine Augenpartie.
Ich atme auf. Mit einem tiefen Atemzug lasse ich den Bauch locker. Immer tiefer und tiefer sinke ich in meine friedliche Selbstwahrnehmung.

1. *ATEM – mit tiefen Atemzügen komme ich mit der Konzentration vollständig bei mir selbst an. Beim Ausatmen stoße ich jetzt die Luft ruckartig mit drei Stößen aus und stelle mir vor, wie ich dabei von aller Anspannung frei werde. »Ha – ha – ha!« Jeder Atemzug ist wie eine Befreiung und wie ein Ausstoßen von Stress. Nun LAUSCHE ich auf meinen Atem. Friedlich nehme ich die Bewegung wahr, die mein Atem in meinem Körper verursacht. Ich atme langsam und sanft in den Bauch hinein.*

2. *WOHLIGE SCHWERE – ich entspanne Schultern und Nacken. Meine Arme dürfen wohlig schwer nach unten sinken. Ich spüre das Eigengewicht meiner Arme. Ich lasse auch die Beine schwer werden. Mein ganzer Körper sinkt wohlig schwer in die entspannte Sitzhaltung hinein. Ich lasse den Körper völlig los. Das Gewicht des Körpers überlasse ich der Erde, die mich fest und sicher trägt.*
3. *WOHLIGE WÄRME – während des Lockerlassens lenke ich die Aufmerksamkeit auf meine Hände. Wohlige Wärme strömt in meine Hände und prickelt warm auf meinen Handflächen. Ich fühle meine Hände warm durchströmt bis in die Fingerspitzen. Auch meine Beine sind locker und schwer. Die wohlige Wärme strömt auch in die Beine hinab, bis in die Füße hinein. Ich fühle meine Fußsohlen weich und warm bis in die Zehenspitzen.*
4. *SOLARPLEXUS – ich nehme meinen gesamten Bauchraum wahr, vom Magen bis hinab ins Becken. Fühle ich im Bauchraum noch Spannung? Mit sanften Atemzügen atme ich die noch spürbare Anspannung aus. Nochmals atme ich auf. Der Bauchraum wird mit jedem Atemzug lockerer und weicher. Alles Wollen und Festhalten, alle Spannung im Bauchraum lösen sich auf. Ich verspüre tiefe Zufriedenheit. Wohlige Wärme breitet sich in meinem Bauch aus, sonnig und strömend warm. Sanft und ruhig atme ich in die Mitte meines Bauches. Ich stelle mir sonnige Wärme vor, die im Solarplexus leuchtet.*
5. *GEISTIGE RUHE – mein Kopf fühlt sich leicht und klar an. Meine Augenpartie entspannt sich, als würden meine Augenbrauen ein Stück auseinandergleiten. Auch die kleinen Muskeln rund um die Augen herum sind ganz weich und locker. Die Augenlider sind entspannt. Ein frisches und kühles Gefühl durchzieht meine Augen. Ich stelle mir vor, wie ein frischer Windhauch über meine Stirn streicht. Meine Stirn ist kühl und klar.*

Ich ruhe zufrieden im JETZT, in mir selbst und in meinem inneren Frieden. Ich fühle mich wohl in meiner Haut und es geht mir gut.

Üben Sie diese Solarplexus-Tiefenentspannung am besten mehrere Wochen lang in aller Ruhe und möglichst täglich zu Hause, und Sie werden diese Minuten bald als eine absolute Wohltat erleben, die Sie nicht mehr missen möchten.

Energie durch »Hara-Atmung«

Die letzte Atemübung dieser Reihe, die sogenannte Hara-Atmung, ist eine besondere Methode. Sie besteht aus einer intensiven und kraftspendenden Atemzentrierung, die den asiatischen Kampfkünsten entstammt.

Die Lehren dieser Kampfkünste basieren darauf, dass das wichtigste Energie- und Aktionszentrum des Körpers das sogenannte Hara-Zentrum ist. Das Hara-Zentrum befindet sich drei Fingerbreit unter dem Nabel, das dürfte den Karateschülern unter Ihnen geläufig sein. Das sogenannte Hara-Zentrum stabilisiert Sie physisch und mental, Ihre vitale Energie ist darüber sehr zu steigern.

Den Begriff des »Harakiri« kennen Sie zumindest, hier handelt es sich um diesen Körperbereich als vitales Zentrum, ohne den man nicht überleben kann. Die Anleitung zum Harakiri werden Sie hier nicht finden, aber die zur vitalen Aufladung, die vermittels der Hara-Atmung möglich ist.

Audio-Datei 17:
Praxis »Hara-Atmung«

Ich sitze entspannt und bequem und lasse alle Anspannung los. Die Stirn und alle Gesichtsmuskeln sind locker. Ich atme auf. Mit einem tiefen Atemzug lasse ich den Bauch locker. Immer tiefer und tiefer sinke ich in meine friedliche Selbstwahrnehmung.

Der Hauch eines Lächelns huscht kaum merklich durch meine Augenpartie.
Ich lege die linke Hand auf mein Hara-Zentrum, das drei Fingerbreit unter dem Bauchnabel liegt.
Mit den Fingerspitzen drücke ich leicht auf diesen Punkt. Deutlich nehme ich die Bewegung wahr, die mein Atem verursacht. Mit dem Einatmen drückt sich das Hara-Zentrum leicht nach vorn, mit dem Ausatmen sinkt es wieder ein.
Bewusst lasse ich alle Verspannung, die ich hier spüren kann, los.
Mit jedem Einatmen stelle ich mir vor, dass ein leuchtender Energiestrom in mein Hara-Zentrum fließt.
Mit jedem Ausatmen lasse ich einfach nur locker.
Mit jedem Einatmen energetisiere ich mein Hara-Zentrum, es wird mit jedem Atemzug heller und leuchtender.
Strahlend warme Energie durchströmt meinen gesamten Hara-Bereich.
Ich fühle mich friedlich und voller Energie.
Erfrischt tauche ich mit den Gedanken wieder in der äußeren Situation auf.

Zentrierung durch Körperbewusstsein

Diese Methode hilft, in sich zu ruhen, gelassen und gesammelt zu sein und ein angenehmes Körpergefühl zu genießen. Das Selbstgewahr-Sein geht uns im Kontakt mit anderen manchmal leicht verloren. Obwohl die Aufmerksamkeit selbstverständlich auch beim Gegenüber sein sollte, ist das umso intensiver möglich, wenn Sie entspannt in sich selbst verankert sind.

Sogar bei Phobien hat sich die folgende Zentrierungsmethode als nützlich erwiesen, sie bringt Sie sofort zu sich selbst, und man erdet sich dadurch sozusagen. Die Aufmerksamkeit zieht dabei weg vom Angstauslöser – hin zum Selbst-gewahr-Sein.

Damit diese Zentrierung für Sie »griffbereit« ist, empfiehlt es sich, sie zunächst zu Hause zu trainieren, danach ist sie in Ihrem Alltag wie von selbst verfügbar. Tatsächlich intensiviert sich durch das Praktizieren Ihr Körperbewusstsein.

Wenn Ihnen diese Zentrierung in Ihrem Körperbewusstsein vertraut ist, können Sie sie im beruflichen Alltag gut einsetzen, vor allem, wenn Sie sich durch Ihre Mitmenschen oft abgelenkt oder absorbiert fühlen. Die folgenden Methoden eignen sich sogar während der Begegnungen, um für sich selbst eine gute Portion Zentrierung zu bewahren, Fortgeschrittene sind darüber sogar bei Gehaltsverhandlungen mit dem Chef ruhig und stark im eigenen Körpergefühl zentriert, alternativ zur Aktivierung des Powerhouse!

Sich des ganzen Körpers bewusst zu bleiben, wirkt nahezu magisch. Üben Sie zu Hause die Zentrierung in allen Körperbereichen.

Im Büroalltag kann es zunächst einfacher sein, sich nur auf einen bestimmten Bereich zu konzentrieren. Sie können beispielsweise die Konzentration nur auf den Innenraum Ihres Körpers richten. Alternativ auch ausschließlich auf Rücken und Wirbelsäule. Alternativ auf Ihre Fußsohlen. Auf Ihre Hände und Finger. Auf Ihre Augen. Probieren Sie es aus, irgendetwas davon liegt Ihnen sicherlich besonders gut.

Praxis:
»Zentrierung durch Körperbewusstsein«

Hier sind einzelne Schritte, um das Körperbewusstsein zu verstärken. Jede einzelne Wahrnehmung wirkt zentrierend und führt Sie zu sich selbst zurück. Da sich hier nichts anderes vollzieht als einfach nur ein Wandern Ihrer Aufmerksamkeit, funktioniert diese Praxis immer und überall vollkommen unbemerkt.

- *Ich sitze bequem und nehme meinen Rücken wahr. Aufmerksam spüre ich in den ganzen Rücken, von oben bis unten, vom Nacken bis hinab zur Sitzfläche. Ganz leicht bewege ich meine Wirbelsäule. Fühle meine Schulterblätter. Ich verweile für 1 Minute in der Wahrnehmung meiner Wirbelsäule vom Kopf bis zum Gesäß.*
- *Sitzend oder wenn ich mir einen Kaffee hole, praktiziere ich die buddhistische Gehmeditation. Zwar gehe ich nicht so langsam wie die buddhistischen Mönche, sondern in meinem normalen Tempo. Aber meine Aufmerksamkeit verweilt komplett in meinen Fußsohlen und in der Bodenberührung.*
- *Als Nächstes zentriere ich mich für 1 Minute in meinen geöffneten Augen. Ich nehme meine Augen von innen wahr. Ich nehme dabei wahr, wie meine Augen etwas betrachten. Zurzeit schauen Ihre Augen auf diese Buchstaben.*
- *In einem stressigen Gespräch, das mich allzu sehr absorbiert, konzentriere ich mich auf meine Hände. Ich schaue in meine linke Handfläche und massiere sie mit dem rechten Daumen.*

Jetzt versuche ich, mein Körpergefühl von Kopf bis Fuß gleichzeitig wahrzunehmen. Ich spüre den GANZEN Körper. Aufmerksam nehme ich den Innenraum wahr, den ich mit meinem Bewusstsein ausfülle. Ich bin mir des gesamten Innenraums meines Körpers bewusst, als meinem warmen, lebendigen Raum.

Man kann ohne Weiteres zunächst einfach nur eine dieser Körperzentrierungen auswählen. Manchen liegt es eher, mehrere dieser Zentrierungen im Körperbewusstsein durchführen. Machen Sie das ganz so, wie Sie gerade Lust und Zeit haben. Diese kleinen, kurzen Selbstwahrnehmungen sensibilisieren Sie zunehmend für sich selbst.

Zentrierung durch Achtsamkeit

Mit der Zentrierung durch Achtsamkeit gelingt es, der manchmal auftauchenden Achterbahnfahrt der Emotionen zu entkommen, außerdem wirkt das dabei entstehende Selbst-Bewusstsein den Selbstzweifeln oder Selbstwertproblemen entgegen.

Diese Achtsamkeitszentrierung umfasst drei Ebenen. Indem Sie diese Übung zuerst zu Hause machen, entwickeln Sie Vergnügen an Ihrer Selbstwahrnehmung und an dem Präsenzgefühl, das große Klarheit mit sich bringt.

Nach kurzer Zeit integriert sich diese Zentrierung automatisch in den Alltag. Indem Ihre persönliche Intensität zunimmt, erleben Sie mehr Gelassenheit und ein ruhiges, klares Selbstbewusstsein.

Praxis: Zentrierung durch Achtsamkeit

Sie tun nichts, außer sich selbst zu betrachten:

- ***Stimmung und Gemütszustand:*** *Wie geht es mir? Ich beobachte meinen momentanen Gemütszustand. Bin ich angespannt? Genervt? Ist eine Emotion wahrnehmbar? Oder bin ich heiter und gelöst? Ich schaue einfach nur kurz nach, in welchem Zustand meine Stimmung ist.*
- ***Gedanken und Geist:*** *Was macht mein Geist, welche Gedanken herrschen gerade vor? Gibt es Wünsche, Sorgen oder Pläne, die meinen Geist erfüllen? Welche Gedanken gehen mir durch den Kopf? Interessiert beobachte ich 1 Minute lang meine geistige Aktivität.*
- ***Der innere Beobachter:*** *Welche Instanz in mir beobachtet jetzt gerade? Ich versuche, kurz, aber konzentriert mein Gewahrsein, mein Bewusstsein, mein Ich wahrzunehmen.*

Zentrierung durch bewusstes Hören

Es klingt ultrabanal. Aber ein von uns wenig beachteter Sinn ist das Gehör, dabei liegt im Hören eine der simpelsten und effektivsten Methoden der Zentrierung. Wir können uns jederzeit und augenblicklich zentrieren, indem wir einfach *bewusst* lauschen!

Das Horchen bringt uns unmittelbar in den gegenwärtigen Moment.

Hören Sie im Büro das Rascheln des Papiers auf Ihrem Schreibtisch oder auf das Umblättern von Papierseiten. Hören Sie Ihren Atem. Die Außengeräusche. Sie werden bemerken, dass das Lauschen auf die von Ihnen selbst verursachten Geräusche Sie noch intensiver zentrieren als das Lauschen auf die Außengeräusche.

Wenn Sie grundsätzlich auf die Geräusche lauschen, die Ihr Tun und Ihr Körper verursachen, zieht das aufmerksame Lauschen Sie aus Gedankenverlorenheit und Gedankenabwesenheit zurück ins Jetzt. Die vorhandenen Geräusche sind meist unscheinbar, sehr gewohnt und auch oft recht leise, sodass Sie sie normalerweise nicht registrieren.

Ihr Tun verursacht momentan vielleicht das gelegentliche, leise knisternde Umblättern einer Papierseite oder Ihr Finger gleitet mit einem leisen Geräusch über Ihr E-Book. Sie können jetzt sicherlich auch das Geräusch Ihres Atems hören. Verändern Sie Ihre Sitzhaltung und lauschen Sie dem leisen Rascheln Ihrer Kleidung.

Wann haben Sie bewusst das Plätschern gehört, das beim Eingießen Ihrer Kaffeetasse entsteht? Oder das Geräusch beim Putzen der Zähne? Das leise Klackern Ihrer PC-Tastatur?

Hören Sie bewusst Ihre eigenen Schritte. Das Geräusch, das entsteht, wenn Sie Ihre Tasse auf dem Untergrund abstellen. Das

Zünden des Motors, wenn Sie den Schlüssel im Zündschloss drehen. Ihr Räuspern, bevor Sie zum Handy greifen. Immer wieder auch Ihr Atmen.

Zentrierung im Tun

Oft tut man sich schwer damit, mit unliebsamen Arbeiten umzugehen und dabei zentriert und präsent zu bleiben. Die Gedankenstimme murmelt unterdessen etwas von »wie lange das dauert ..., wäre ich doch endlich damit fertig«.

Man könnte aber auch ungeachtet der Tätigkeit einmal ein intensives Selbst-gewahr-Sein in seinem – manchmal langweiligen – Tun kultivieren, ganz gleich, ob es sich um ein Sortieren, Fotokopieren, Aufräumen oder eine endlose Excel-Tabelle handelt.

Das unbehagliche Genervtsein entsteht überhaupt erst, weil man meint, nicht da zu sein, wo man gerade viel lieber wäre, und nicht das zu tun, was man gerade viel lieber tun würde. Tatsächlich ist es nur der subtile oder manchmal auch starke Widerstand, die innere Abwehr und die Ablehnung des momentanen Tuns, das uns stresst. Innere Abwehrhaltung erzeugt innere Anspannung. Die Gedankenstimme hört nicht auf zu murmeln: »Wenn ich das hier *endlich* mal erledigt habe, kann ich *endlich* mal in Ruhe die Zeitung lesen«, »... einen Latte macchiato trinken«, »... das Telefonat mit X führen« und so weiter.

Man übersteht widerwillig das augenblickliche Tun und lässt die Gedanken ständig in das »Danach kann ich *endlich* ...« hinwegeilen. Falls Sie einmal genau hinschauen, werden Sie bemerken, dass diese Abwehrhaltung vor allem mit Spannung im Bauchbereich, im Solarplexus einhergeht, mit flacher Atmung, verbunden mit einem Gefühl des Getriebenseins und einem hastigen »Endlich-damit-fertig-sein-Wollens«.

Manchmal wird man darüber hektisch, es fällt einem etwas zu Boden oder wir handeln uns eine andere Verzögerung ein, was erst recht nervt. Leider verplempern wir durch solche innere Spannung während der Aktivitäten wertvolle Lebenszeit, in der wir stattdessen gut gelaunt, ruhig, wach und präsent sein könnten.

Wenn wir überall sind, nur nicht im Jetzt und im Selbst, verkrampfen wir uns vor allem im Solarplexus durch diese Widerwilligkeit und erzeugen für uns einen unkomfortablen Zustand.

Dieses widerwillige innerliche Davonhasten können wir zügeln und in Gedanken »Stopp!« sagen. Wir rufen uns damit zurück in den Augenblick, statt gedanklich mal wieder auf und davon zu eilen. Nach diesem »Stopp!« geht man mit ruhiger Intensität in die momentane Handlung hinein. Nehmen Sie das hastige innere Davoneilen aus der Situation heraus, erlauben Sie der Handlung, so lange zu dauern, wie sie eben dauert, ohne dass Sie sich sonderlich beeilen. Gehen Sie ganz in der Handlung auf, mit Ihrem ungeteilten Geist und mit ganzem Körpergefühl; ganz gleich, ob es sich um das Prüfen der Nebenkostenabrechnung handelt oder um das Schreibtischaufräumen. Tun Sie das, was Sie tun, intensiv, präsent und ohne Hast.

Jede Tätigkeit wird schon allein deswegen angenehm, dass SIE in einem angenehmen und klaren Bewusstseinszustand sind. Andersherum kann *jede* Tätigkeit unangenehm, lustlos oder stressig sein, wenn Sie mit Ihrem Geist nicht – oder nicht positiv – dabei sind.

Kultivieren Sie dabei im Alltag die Idee »Ich finde mich in meinem Tun«. Wiederholen Sie in Gedanken diesen Satz einige Male, um sich darauf einzustimmen, und nehmen Sie Ihren Körper, Ihre Bewegungen, Ihr Gefühl und Ihre Handlungen wahr.

Vermeiden Sie grundsätzlich das widerwillige innere Davoneilen und widmen Sie sich Ihrem Tun im Hier und Jetzt.

»Sei niemals in Eile!«, hat ein großer indischer Weiser geraten, dem anscheinend auch bestens bekannt war, dass uns Hektik und Stress augenblicklich die Zentrierung und das gute Lebensgefühl rauben. (Aber so ein indischer Weiser, der hat ja auch gut reden, oder?)

Zentrierung im JETZT

Seit Eckhart Tolles Bestseller *Jetzt!* ist diese Form der Zentrierung sehr bekannt geworden. Wenn man sich auf den Jetzt-Moment konzentriert, ist man augenblicklich ziemlich wach und klar in seinem Selbst.

Im Alltag hilft es Ihnen, mit einem tiefen Atemzug die Konzentration gelegentlich aus der Außenwelt und aus den eigenen turbulenten Gedanken herauszunehmen, um in den jetzigen Moment zurückzukehren.

Registrieren, spüren, beachten Sie das Jetzt.

Probieren Sie es einfach genau jetzt, beim Lesen:

Sie lesen, genau JETZT.

Der jetzige Moment ist magisch, denn wenn Sie sich intensiv auf den gegenwärtigen Moment konzentrieren, haben Sie den Eindruck, eine unergründliche Zeitlosigkeit zu spüren. Der Jetzt-Moment, den Sie gerade erleben, ist real. Dahingegen sind Erinnerungen an die Vergangenheit und Erwartungen an die Zukunft immer fiktiv. Der Fokus auf die aktuelle Millisekunde des Jetzt holt uns aus der Ablenkung und schenkt uns Klarheit und Ruhe.

Die folgenden Sätze brauchen Sie einfach nur zu lesen und gleichzeitig hineinzuspüren.

Audio-Datei 18:
Präsenz im JETZT

Ich sitze bequem und aufrecht. Meine Beine stehen parallel und ich spüre mit meinen Fußsohlen den Boden. Ich lasse los. Tiefes Aufatmen entspannt mich. Ruhig lenke ich meine Aufmerksamkeit auf die Gegenwärtigkeit.
Und ich erlaube den folgenden Sätzen, meinen Geist zu klären und zu zentrieren:

- *Meine Aufmerksamkeit richtet sich ganz auf den jetzigen Moment.*
- *In diesem Moment existieren für mich keine Vergangenheit und keine Zukunft.*
- *Ich bin vollkommen bewusst und gegenwärtig.*
- *Mein Bewusstsein erlebt das JETZT und darf sich darin ausruhen.*
- *Die Wahrnehmung des JETZT ist klar, wach und still.*
- *Mein SEIN erstrahlt wie der endlose Himmel jenseits aller Gedanken. Zeitlos.*
- *Ich bin im JETZT.*
- *Ich nehme nur den JETZT-Moment wahr.*
- *Mein Bewusstsein genießt das JETZT und ruht sich darin aus.*
- *Ich bin still und bewusst.*

Zentrierung im Selbst-gewahr-Sein

Der natürliche Zustand des Bewusstseins besteht, wie erwähnt, in einer heiteren Ruhe und Freundlichkeit. Die hellwache Präsenz und pure Bewusstheit fühlt sich klar, friedlich und frei an. Interessant ist, dass wir das nicht erzeugen oder erlernen müssen. Wir trainieren nur das Entfernen der Hindernisse, Widerstände und Schleier, welche die natürliche, klare Geisteskraft überlagern.

Wenn es Sie reizt, sich mit Ihrer innersten Essenz, mit Ihrer puren innersten Bewusstheit zu beschäftigen, praktizieren Sie die folgende Selbstbetrachtung. Sie nähern sich Ihrem undefinierbaren innersten Bewusstseinszentrum durch gedankliche Fragestellungen, die dem Zen entspringen.

Manchen liegt das gar nicht, andere wiederum tun sich leicht damit. Probieren Sie aus, ob Ihnen die eher körperlichen Methoden – wie beispielsweise die Powerhouse-Aktivierung, Energie-Atmung oder die »Machtposition Krieger« mehr liegen oder eine solche mentale Praxis. Oder vielleicht beides?

Die Selbsterkundung geht mit Fragen einher, mit denen Sie sich lesend beschäftigen. Halten Sie nach jedem Satz kurz inne und reflektieren Sie die Frage.

Praxis:
Selbst-gewahr-Sein

- *WAS ist mein Geist?*
- *Habe ich einen »inneren Zeugen«, der alles wahrnimmt?*
- *WAS ist mein Zentrum?*
- *WER oder was in mir trifft Entscheidungen?*
- *WAS ist Bewusstsein überhaupt?*
- *WER beseelt diesen Körper?*
- *WER denkt diese Gedanken?*
- *WER bin ich in meinem Innersten?*

Mein Bewusstsein versucht, mein Bewusstsein zu betrachten.

Dabei tauchen keine eindeutigen Antworten auf. Vielleicht werden Sie zunächst eher irritiert sein und denken: »Da ist ja gar nichts«, oder: »Ich finde niemanden!?«.

Mit solchen Empfindungen sind Sie durchaus auf der richtigen Fährte. Sie dringen über die Fragen der Selbsterkundung ganz subtil immer tiefer in Ihren eigenen Geist vor, in Ihr innerstes Selbst.

Gehen Sie auch im Alltag öfter mal in den Innenfokus und richten Sie Ihre Konzentration kurz auf die Fragestellung »Wer oder was in mir betrachtet jetzt die Situation?«.

Diese Zentrierungsmethode erzeugt intensives Selbst-gewahr-Sein, das wiederum stärkt Ihr Selbstbewusstsein und Ihre Präsenz.

Zentrierung durch sinnliche Wahrnehmung

Die Zentrierung durch sinnliche Wahrnehmung spielt eine wichtige Rolle in der Schauspielerausbildung. Um ihre Zuschauer faszinieren zu können, müssen Schauspieler sich hervorragend zentrieren können, wozu natürlich auch die geballte Aufmerksamkeit des Filmteams beiträgt.

Was die Darstellungskraft betrifft, muss ein Schauspieler in sein Tun versinken können, ganz konzentriert, ganz absorbiert davon sein. Fokussiert. Zentriert auf seine sinnliche Wahrnehmung. Selbst wenn sich ein Schauspieler ganz nebenbei ein Glas Wasser eingießt, hört er das Glucksen und ist sich seiner Handbewegungen äußerst bewusst.

Sind wir hier in einem Schauspieler-Coaching? Natürlich nicht! Wozu dann diese Instruktion? Weil sich einige von uns über genau diese Methode der sinnlichen Wahrnehmung besonders gut zu fokussieren und zu zentrieren vermögen. Für diese Persönlichkeiten ist es eine gute Option, den Sinneswahrnehmungen ab und zu einmal die hundertprozentige Aufmerksamkeit zu schenken.

Normalerweise sind wir bekanntlich von allem und jedem chronisch abgelenkt und surfen im Autopilot-Modus durch den Tag. Während wir die eine Aktion halb automatisch ausführen, sind wir in Gedanken schon bei der nächsten und übernächsten. Wir machen vieles nebenbei, aber Sie können einmal ausprobieren, wie es sich anfühlt, das aktuelle Tun vollkommen bewusst zu vollziehen und zu genießen. Wie ein Schauspieler in einer Szene. Dann nämlich nehmen Sie mit allen Sinnen wahr.

Durch diese sinnliche Wahrnehmung sind Sie sofort völlig gegenwärtig und bei sich selbst. Probieren Sie das einmal aus, wenn Sie sich gerade sehr zerstreut fühlen.

Das, was Sie dann bewusst tun oder mit vollem Fokus genießen, sollte für Sie bei dieser Übung so interessant und intensiv sein wie in einem spannenden Kinofilm. Sind Sie mit intensiver Sinneswahrnehmung bei der Sache, kann sogar eine profane Tätigkeit spannend sein.

Praxis:
Zentrierung durch Sensibilisierung

Hier zwei Sensibilisierungsübungen dazu:

- *Achten Sie einmal konzentriert auf Ihr Essen. Lauschen Sie auf die Geräusche beim Hantieren mit dem Besteck. Fühlen Sie Ihre Lippen, Ihren Mund. Schmecken Sie bewusst. Kauen Sie bewusst. Spüren Sie die Bewegungen Ihrer Zunge. Nehmen Sie den Geschmack intensiv wahr. Schlucken Sie bewusst. Sehen Sie sich selbst dabei zu.*
- *Wenn Sie Treppen hinauf- oder hinabgehen, spüren Sie einmal bewusst die Bewegung Ihrer Beine. Fühlen Sie das Gewicht, das sich von einem Fuß auf den anderen verlagert. Fühlen Sie, wie Ihre Beinmuskeln arbeiten. Registrieren Sie, ob Sie außer Atem sind. Genießen Sie Ihre eigene Präsenz bei etwas so Banalem wie dem Treppensteigen.*

ATEM-AFFIRMATIONEN zur Zentrierung

Haben Sie mit den vorangegangenen Zentrierungsmethoden experimentiert? Wie erging es Ihnen damit?

Diese Zentrierungen haben es zum Teil ganz schön in sich und sind wirklich anspruchsvoll.

Jetzt wird es auf jeden Fall wieder leicht und einfach! Selbstverständlich darf man auch solche einfachen Methoden einsetzen, denn diese wirken ebenfalls!

Hocheffiziente und unglaublich vielseitige Tools sind nämlich die Affirmationen. Dabei handelt es sich um positive Suggestionen, die man mental wiederholt, um bestimmte Qualitäten, Zustände oder Eigenschaften entstehen zu lassen. Für die meisten sind solche Affirmationen eine enorm nützliche Methode, weil dadurch das Unterbewusstsein stimuliert wird, die erwünschte Wirkung zunehmend freizusetzen.

Alle Affirmationsformeln können Sie immer und überall im Alltag einsetzen, um immer wieder ein Stück weit aus Stress »aufzutauchen« und sich in Ihrer bereits geübten Präsenz zu zentrieren.

Hier ist mal wieder ein üppiges Büfett für Sie, angefüllt mit feinen mentalen Delikatessen, aus denen Sie wieder Ihre Favoriten auswählen dürfen.

Wenn Sie ganz besonders fleißig damit arbeiten wollen, dann picken Sie Ihre Lieblingsaffirmationen heraus und notieren diese auf kleinen Post-its, die Sie an verschiedenen Stellen deponieren – am Armaturenbrett, an Ihrer Zahncreme, in Ihrem Terminkalender und so weiter.

Mit der Methode der Atem-Affirmationen kombinieren wir gleich zwei hochwirksame Tools, und zwar das bewusste Atmen und die positive Affirmation. Denn die Methode, sich durch bewusstes Atmen zu entspannen und sich gleichzeitig mit frischer Energie aufzutanken, ist tatsächlich noch steigerungsfähig! Mit ... Atem-Affirmationen.

Atem-Affirmationen oder Suggestionen sind kurze Formeln, die im Atemrhythmus gedacht werden.

An Tagen, an denen die Stimmung miserabel ist, der Stress überhandnimmt und gar nichts mehr geht, an solchen Tagen geht immer noch eines – im Rhythmus des eigenen Atems eine angenehme Affirmation zu denken.

Formulieren Sie doch mal schöne Autosuggestionen beziehungsweise Affirmationen, die für Sie passen.

Zum Beispiel: »**Ich bin ... selbstbewusst**.«

Gute Laune erzeugt: »**Goldene ... Sonne**«, die Sie dabei in Ihrem Brustraum visualisieren.

Oder Sie schalten mit »**Fels ... in der Brandung**« auf stur gegenüber sämtlichen Turbulenzen in der Außenwelt.

Was immer Ihnen als »Mantra« liegen mag, es wird ohne große Konzentration einfach nebenbei beim Ein- und Ausatmen gedacht.

Die Wirksamkeit einer solchen Affirmation beruht maßgeblich darauf, dass Ihr Unterbewusstsein »mithört«. Eine solche Botschaft wird nämlich unhinterfragt von Ihrem Unterbewusstsein angenommen (»Ach ja? Aha. Na dann ...«) – und realisiert. Ihr Unterbewusstsein wird nach kurzer Zeit diesen gewünschten Zustand folgsam »abliefern«.

Hinzu kommt auch mal wieder der Zentrierungsaspekt. Denn wo auch immer wir dem eigenen Atem Beachtung schenken, sind wir sogleich bei uns selbst.

Hier noch weitere Anregungen für Ihre individuelle positive Formel.

Atem-Affirmation, Beispiel 1:
Beim Einatmen: »Sonnige ... »
Beim Ausatmen: »... Wärme.« (Im Brustraum oder im Bauch.)

Atem-Affirmation, Beispiel 2:
Beim Einatmen: »Ich bin wach ...
Beim Ausatmen: »... und konzentriert.«

Atem-Affirmation, Beispiel 3:
Beim Einatmen: »Ich bin ...
Beim Ausatmen: »... ganz bei mir selbst.«

Atem-Affirmation, Beispiel 4:
Beim Einatmen: »Ich bin gesund ...
Beim Ausatmen: »... und erfolgreich.«

Diese Atemzentrierung funktioniert in einer stressigen Sitzung, an der roten Ampel oder zu Hause auf der Couch. Wenn Sie Muße haben, sitzen Sie gemütlich und entspannt, atmen Sie tief und ruhig. Legen Sie eine Hand auf den Bauch und spüren Sie, wie sich Ihre Bauchdecke mit jedem Atemzug ein wenig hebt und senkt.

Auch wenn tausend Gedanken auftauchen und Sie ablenken, kehren Sie gleichmütig zu Ihrer Atem-Formel zurück. Praktizieren Sie das nur ein paar Atemzüge lang oder vielleicht auch minutenlang – einfach so lange, wie Sie Zeit und Lust dazu haben.

Affirmation am Schreibtisch: »Sonniges Wohlbehagen in sich selbst finden«

Die folgende kurze Schreibtisch-Entspannungsphase harmonisiert Sie und schenkt Ihnen ein warmes, zufriedenes Gefühl.
Gönnen Sie sich ein paar Minuten Auszeit und lehnen Sie sich mit dieser Atem-Affirmation zurück, sie harmonisiert vor allem Ihren Solarplexus, und das tut so gut!

Ich sitze locker und entspannt. Aufatmend lasse ich die Schultern locker. Mein Atem fließt ruhig und sanft. Mein Bauchraum ist weich und gelöst.

Ich denke mit jedem Atemzug mitten in meinen Bauch hinein:
»Sonnige ... friedliche Wärme.«
(Das Wort »**Sonnige ...**« beim Einatmen, und: » **... friedliche Wärme**« beim Ausatmen.)

Ich stelle mir dabei vor, wie sich sonniges Leuchten und friedliche Wärme in meinem Bauch ausbreiten.

Meine Handflächen sind warm durchströmt.

Meine Fußsohlen sind warm durchströmt.

Mein Solarplexus ist warm durchströmt.

Meine sonnige, friedliche Wärme umgibt mich wie eine Aura.

Affirmationen zur Zentrierung im KÖRPERBEWUSSTSEIN

Ich höre und spüre mein Atmen.
Ich spüre meine Fußsohlen.
Ich nehme meine Hände wahr.
Ich fühle meinen gesamten Körperinnenraum.
Ich spüre meinen Rücken und meine Wirbelsäule.

Affirmationen zur Zentrierung im TUN

Ich achte bewusst auf mein Tun.
Ich finde mich im Tun.
Ich finde mich in meinem ruhigen Tun.
Ich lausche auf die Geräusche, die mein Tun erzeugt.

Affirmationen zur Zentrierung im SEIN

Ich bin ganz bei mir selbst.
Ich bin tief in mir selbst verankert.
Ich bin ich selbst.
Meine gesamte Aufmerksamkeit kehrt zu mir zurück.
Ich bin ganz bei mir selbst.

Allgemeine Zentrierungsformeln für den Alltag

Ich beachte meinen Atem.
Ich finde mich in meinem Tun.
Ich bin entspannt.
Ich bin vital und kraftvoll.
Ich bin selbstbewusst.

Intensiv-Workout Ich-Kraft und Präsenz

Eine Grundregel für die Praxis der Zentrierung lautet: »Schenken Sie Liebe, schenken Sie Aufmerksamkeit, schenken Sie Dinge weg, was immer Sie wollen – aber verschenken Sie niemals die Macht über sich selbst!«

»Selbstverständlich gebe ich nicht die Macht über mich selbst weg«, werden Sie denken. Doch wir alle verlieren ständig unbemerkt Aufmerksamkeitsenergie und geben damit viel Macht über uns selbst weg, indem wir unsere Aufmerksamkeit intensiv an Dinge, Wünsche, Emotionen, Personen und Situationen verschenken.

Kennen Sie jemanden, bei dem Sie eine intensive Präsenz wahrnehmen? Damit ist kein lautes, extrovertiertes Verhalten gemeint, sondern das Charisma einer Persönlichkeit, die ganz bei sich selbst ist. Wenn ja, erkennen Sie bestimmt auch, dass diese Präsenz auf andere wie ein Magnet wirkt. Ein Mensch, der selbstbewusst in sich ruht, hat eine faszinierende Ausstrahlung. Nicht nur das. Ein Mensch, der präsent und entspannt in sich selbst verwurzelt ist, fühlt sich einfach wohl in seiner Haut. Es lohnt sich also, etwas dafür zu tun, diese Präsenz, dieses Selbst-gewahr-Sein, zu verstärken.

Darüber behalten Sie die Macht über sich selbst, sonst verlieren wir uns allzu leicht in Alltäglichkeiten, Stress oder in dem, was die Kollegen gerade sagen oder tun.

Um die eigene Präsenz, das ruhige Bei-sich-selbst-Bleiben, zu trainieren, folgen zwei meditative Übungen, die Ihre Präsenz und Ihre Zentrierung intensivieren.

Dieses Training ist anspruchsvoll, aber es belohnt Sie mit großartigen Auswirkungen. Daher empfiehlt es sich, vor der Anwendung im Arbeitsalltag zunächst eine Praxisphase zu Hause einzulegen, wobei Sie eine der beiden folgenden Präsenzübungen vielleicht zwei Wochen lang kurz, aber täglich praktizieren. Sie werden darüber eine deutliche Veränderung in Ihrer Selbstwahrnehmung und in Ihrem Wohlbefinden feststellen.

Als körperliche Einstimmung, um sich im Alltag schnell im Körperbewusstsein und in der Präsenz zu zentrieren, lassen Sie Ihre Aufmerksamkeit zuerst kurz in Ihre Wirbelsäule wandern und spannen die Beckenbodenmuskulatur an. Das wirkt wie ein innerliches Sich-Zurücklehnen und funktioniert als schützende »Ritterrüstung«, in der Sie über Ihre Körperwahrnehmung bereits bewusst bei sich selbst ankommen.

Lesen Sie die folgenden Sätze und lassen Sie sie kurz »einwirken«, das ist jederzeit bürotauglich. Oder hören Sie alternativ die Audio-Datei 19.

Audio-Datei 19:
Praxis »Zentrierung«

Aufatmend mache ich es mir in einer bequemen Sitzposition gemütlich und entspanne mich mit tiefen Atemzügen. Ich atme einige Male tief und bewusst auf.
Meine Schultern sind locker.
Mein Bauch bewegt sich mit jedem Atemzug.
Mein Körper ist warm und gelöst.
Meine Stirn- und meine Augenpartie sind entspannt.
Mein Kopf ist kühl und klar.

- *Ich genieße es, mich zu spüren.*
- *Ich genieße mein ruhiges Atmen.*
- *Ich spüre mein entspanntes Gesicht und lasse innerlich den Hauch eines Lächelns entstehen.*

- *Ich nehme intensiv meinen Rücken und meine Wirbelsäule wahr.*
- *Ich fühle den Innenraum meines Körpers als einen warmen, lebendigen Raum. Ich fühle diesen Raum, den ich mit meinem Bewusstsein ausfülle, von Kopf bis Fuß.*
- *Ich versinke in meinem »Ich bin«-Gefühl.*
- *Ich bin Bewusstsein.*
- *Ich genieße mein Dasein.*
- *Ich nehme meine Wachheit wahr.*
- *Ich nehme meine Bewusstheit wahr.*
- *Ich nehme meine Präsenz wahr.*

Wenn meine Aufmerksamkeit jetzt wieder in der äußeren Situation auftaucht, bleibe ich weiterhin ganz zentriert und ganz bei mir selbst.

Es gibt zur Präsenz- und Ich-Kraft-Intensivierung eine anspruchsvolle Übung, die – tatsächlich – beim Fernsehen stattfindet!

Während Sie eine Sendung anschauen, bleiben Sie sich nämlich Ihrer selbst gewahr. Gar nicht so einfach, stimmt's? Normalerweise gehen wir mit voller Aufmerksamkeit in die Doku oder den Film hinein.

Für ½ Minute fällt das leicht – und schwupp! – ist die Aufmerksamkeit wieder vom Geschehen auf dem Bildschirm absorbiert. Das ist völlig normal, aber genau hier setzt das intensivste unserer Präsenztrainings an.

Während Sie den Inhalt der Sendung wahrnehmen, nehmen Sie gleichzeitig auch sich selbst wahr. Sie registrieren Ihre Körperhaltung. Sie registrieren Ihren Atem. Sie registrieren Ihren Gesichtsausdruck. Sie registrieren Ihre Präsenz. Möglichst während einer ganzen Sendung!

Wahrscheinlich werden Sie die typische Erfahrung machen, dass Sie Ihre Selbstwahrnehmung ständig wieder verlieren. Dann kehren Sie jedes Mal unverdrossen wieder aufmerksam zu Ihrer Selbstwahrnehmung zurück. Das ist nicht einfach, aber geben Sie nicht auf!

Diese Selbstwahrnehmung unterstützen Sie am besten durch diese folgenden Formeln, während Sie fernsehen. Wenn Sie mit dieser Übung arbeiten möchten, drucken Sie sich die Sätze aus und legen Sie sie neben sich.

Praxis:
Präsenzübung »ICH-KRAFT«

- *Ich fühle mich selbst sehr intensiv. Ich spüre meine bequeme Körperhaltung.*
- *Ich registriere meine Atmung.*
- *Während des Fernsehens nehme ich meine Wachheit wahr.*
- *Während der TV-Sendung nehme ich meine Bewusstheit und meine Präsenz wahr.*
- *Ich genieße es, mich zu spüren.*
- *Ich sinke noch tiefer in mein Ich, in mein Dasein. Zugleich nehme ich die TV-Sendung wahr.*
- *Ich bin bewusst und hellwach.*
- *Immer wieder registriere ich meine Atmung.*
- *Ich nehme meine Präsenz wahr.*

Das ist sozusagen das Hochleistungstraining für Ihre Präsenz.

Sollte es Ihnen irgendwann (das kann Wochen und Monate dauern) gelingen, während einer Sendung weitgehend SELBST-bewusst zu bleiben – Glückwunsch! Dann ist Ihre Ich-Kraft schon hervorragend entwickelt, und Sie vermögen auch im Alltag jederzeit in Ihrer Mitte zu bleiben und entspannt bei sich selbst zu sein.

Masterarbeit in »Zentrierung und Präsenz« bestanden!

Selbstfokus – Protagonist meines Lebens

Wenn Ihnen diese Formen der Zentrierung gefallen, können Sie mental damit spielen. Hier folgt eine Allround-Zentrierungsübung, an der Sie richtig Spaß finden könnten!

Denn das ist womöglich noch besser, als Selfies zu produzieren oder zu twittern. Wieso? Im Grunde versuchen wir, über Selfies und deren Versenden den Effekt der hier folgenden Methode zu erzielen: Wir möchten die eigene Selbstwahrnehmung und Präsenz intensivieren. Indem wir von anderen wahrgenommen und kommentiert werden. Die permanenten Selfies und Instagram-Botschaften sollen logischerweise möglichst viel Anerkennung und positive Beachtung erzeugen.

Das funktioniert zwar in gewissem Umfang, aber diese Strategie hat leider ein sehr kontraproduktives Element: Sobald ich ein tolles Selfie mit tollen Leuten in einer tollen Situation mit einer tollen Nachricht in die Welt schicke ... dann ... klebt meine Aufmerksamkeit daran fest und verliert sich in den Tiefen des Handys und der großen weiten WWW-Welt: »Und?«, denkt man sich. »Wie komme ich jetzt damit rüber? Wie viele haben sich das inzwischen angeschaut?« Und dann: »Hab ich Likes? Wie viele? Wer kommentiert es? Na so was! Was antworte ich darauf?«

Wo sind Sie dann?

Genau, irgendwo da draußen, weg, abgelenkt, nicht bei sich selbst, sondern sehnsüchtig nach Feedback.

Die Social-Media, Endstation Sehnsucht? Leider sättigen die Social Media-Plattformen diesen Hunger nach Aufmerksamkeit nämlich nur kurz. Schon müssen das nächste Selfie und die nächsten »breaking news« her. Man steuert damit in eine illusionäre

Existenz-Projektion von sich selbst, die nicht viel mit echter, starker, wohltuender Präsenz zu tun hat.

Selbstverständlich kann man Social Media nutzen und Selfies posten, das ist überaus unterhaltsam. Vielleicht sollte man einfach nur die Dosis überdenken oder eben zusätzlich einen Anker werfen, der einen trotzdem sicher und tief in sich selbst verwurzelt bleiben lässt. Sonst treiben wir hungrig nach dem ersehnten Feedback allzu leicht davon wie eine Feder im Wind.

Was halten Sie von einem Perspektivenwechsel – weg von der »Außenwirkung« hin zur »Innenwirkung«?

Was kaum jemand weiß und nutzt, ist, dass man den inneren Hunger nach Beachtung zum Beispiel durch die folgende Zentrierungsversion stillen kann:

Denken Sie einmal an Ihre Kinoabende. Haben Sie nicht auch schon völlig fasziniert dem Hauptdarsteller oder der Hauptdarstellerin eines Films zugeschaut, sich identifiziert und mit dieser Person zusammen gefühlt, gesehen und gehandelt? Gefiebert, gelacht, geweint? Bestimmt waren Sie auch schon mal völlig absorbiert von der Präsenz eines guten Schauspielers in einem fesselnden Film, oder?

Es ist einfach, sich für die Dauer des Films der Präsenz eines ausdrucksvoll agierenden Filmstars hinzugeben, mit ihm zu leiden oder sich dessen Abenteuern auszuliefern, das ist enorm unterhaltsam.

Und was hat das mit unserem Zentrierungsthema zu tun? Tatsächlich kann uns dieses Phänomen, dass ein Schauspieler uns in einem Film durch seine Präsenz derart mitreißen kann, sehr inspirieren.

Doch wir werden den Spieß umdrehen. In unserem Denken sind Sie nicht die Zuschauer irgendeines Geschehens, weder im Kino noch im Alltag. Wir erklären uns jetzt mal bewusst zum Hauptdarsteller in unserem eigenen Lebensfilm – was wir zwar sowieso sind, aber das bemerken wir oft nicht.

Und Protagonist des eigenen Lebens-Movies sind wir ironischerweise sogar in den Momenten, in denen wir ganz profan im Kinosaal sitzen und tief berührt die Handlungen und Emotionen eines großartigen Schauspielers verfolgen ...

Wie das? Wie wechselt man denn die Perspektive?

Wenn man in dem Kinobeispiel bleibt, können Sie mental einen großen »Kameraschwenk« vollziehen: Die Kamera richtet sich in Ihrer Vorstellung plötzlich in Großaufnahme auf IHR Gesicht beim Betrachten des Kinofilms. Plötzlich sind Sie nicht mehr Objekt, sondern Subjekt.

Sie sehen *sich selbst* im Kinosaal als den geheimen Hauptdarsteller dieser Szene – im Halbdunkel sitzend, gespannt und gebannt, mit glänzenden Augen, Popcorn knabbernd und auf die Leinwand blickend. Hinter Ihrem Kopf der Filmprojektorstrahl. Vor Ihnen die dunklen Köpfe der anderen Kinobesucher.

Sie registrieren also plötzlich sehr bewusst *IHRE* eigene Präsenz im Kino, Ihr eigenes Gewahrsein in diesem Raum. Ihren angehaltenen Atem in spannenden Szenen, Ihre Träne im Augenwinkel im Moment des Happy Ends. Alles »in Großaufnahme«. Sie als Zuschauer sind in Ihrem Selbstwahrnehmungsfilm gerade der Hauptdarsteller in Ihrer Lebensszene: *»Ich – schaue gerade einen Kinofilm!«*

Ein Schauspieler besitzt seine faszinierende Präsenz natürlich unter anderem deswegen, weil sich ein Regisseur, Beleuchter, Kameraleute, Visagisten und Nebendarsteller auf ihn konzentrieren. Der Hauptdarsteller weiß sich im Mittelpunkt des Geschehens, auch wenn er beispielsweise gerade nur ganz beiläufig etwas in die

Computertastatur eingibt und dabei gedankenverloren wirkt. Er weiß dennoch in jedem Moment sehr genau, dass ein Team von Menschen auf ihn konzentriert ist, und er selbst ist ebenfalls ganz auf sich – und auf seine Rolle, beiläufig und gedankenverloren zu wirken – konzentriert.

Kunststück, so überaus zentriert zu sein, wenn sich ein ganzes Team auf einen fokussiert, was unsereinem im Alltag natürlich nicht zur Verfügung steht. Erst recht nicht in einem normalen Großraumbüro! Es sei denn ...

... Sie erzeugen das mental!

Seien Sie 5 Minuten am Tag (oder solange Sie wollen) einmal der in Großaufnahme an seinem Schreibtisch gefilmte Star.

Geistig können wir die Zentriertheit eines Schauspielers für die Selbstfokussierung überall als Inspiration nutzen, ohne ein Filmteam zu engagieren, weil so ein Perspektivenwechsel einfach und jederzeit in Ihrem Kopf passieren kann. Und diesen Perspektivenwechsel können Sie in jede Alltagssituation mitnehmen. Zum Beispiel in Ihre Lebensfilmszene: »Ich – sitze nervös im Wartezimmer meines Zahnarztes und blättere geistesabwesend in einem Magazin herum.« Großaufnahme. Oder während Sie beispielsweise im Büro einen belanglosen Text in Ihren Rechner tippen, visualisieren Sie gleichzeitig, wie ein ganzes Team Ihren Ausdruck dabei verfolgt, dass ein Beleuchter das Licht in Beziehung zu Ihnen setzt, während eine Kamera Ihre Bewegungen, Handlungen und vielleicht ein leises Murmeln oder Augenbrauenhochziehen beim Tippen festhält.

Wenn Sie das noch toppen möchten, stellen Sie sich zusätzlich vor, dass Ihnen Millionen Zuschauer dabei zusehen – wie Sie mit geistesabwesendem Gesichtsausdruck einen belanglosen Text eingeben.

Oder wie Sie mit gelangweiltem Gesicht staubsaugen. Oder wie Sie angestrengt und verschwitzt durch die Landschaft joggen.

Jetzt können Sie sich darauf konzentrieren, dass genau in diesem Moment ein Filmteam Ihr momentanes Lesen aufnimmt, jede feinste Regung in Ihren Augen in Großaufnahme festhält und dass Millionen Menschen in zahllosen Großstadtkinos Ihre momentane Aktion und den nachdenklichen Ausdruck in Ihrem Gesicht beim Lesen dieses Textes gebannt verfolgen. Augenblicklich werden sich Ihre Präsenz und Ihr Gegenwärtigsein darüber intensiv verstärken!

Ganz ohne dass irgendeine Veränderung der Situation geschieht. Wie fühlt sich das an? Wahrscheinlich doch ganz gut, so präsent bei sich selbst zu sein, oder?

Ihre Präsenz verstärkt sich tatsächlich nur durch Ihre Selbstwahrnehmung. Nicht durch zahllose Selfies und SMS. Dabei geschieht, wie gesagt, äußerlich keine Veränderung, nur Ihr Fokus verschiebt sich, das ist alles. Ihr Fokus richtet sich auf Selbst-gewahr-Sein, das ist das ganze Geheimnis.

Probieren Sie es im Büroalltag aus und schauen Sie, ob es Ihnen gefällt, Sie amüsiert und Ihnen guttut. Wenn ja, ist es Ihre Methode, die Sie öfter mal einsetzen können.

Aber mutiert man damit nicht zum narzisstischen oder autistischen Egomanen? Nein, tut man nicht, aus zwei Gründen. Es gibt die narzisstisch-egoistische Motivation, die auf Außenwirkung bedacht ist und permanent auf Anerkennung abzielt, die man eher über ständige Selfie-Botschaften etabliert. Das ist die Art der Selbstinszenierung, die stets mit Aufmerksamkeitshunger und Berechnung checkt, ob und wie die Außenwelt reagiert (die einen aber doch nie wirklich »satt« macht).

Echte Präsenz ist im Gegensatz dazu nicht auf Außenwirkung angewiesen, sondern bringt Sie zunehmend mit Ihrer wahren inneren Natur in Verbindung. Echte Präsenz synchronisiert Sie mit Ihrem Geist. Darüber werden Sie aus sich selbst heraus, genauer gesagt aus Ihrem Selbst heraus, »satt« und zufrieden.

Gewissermaßen »entmachtet« diese Selbst-Präsenz sogar die Außenweltreaktionen ein Stückchen weit, und genau das ist das Heilsame und Stärkende daran. Sie selbst sind wichtiger Hauptakteur, Protagonist Ihres Lebens. Ungeachtet dessen, ob das irgendjemand registriert oder nicht, ob jemand es gut oder schlecht findet. Ein Mensch, der dermaßen in sich ruht, seiner selbst gewahr, hat die Außenresonanz nicht mehr so bitter nötig, weil er von innen heraus »genährt«, zufrieden und »gesättigt« ist.

Daher macht es jeden erst recht zu einem sozialen Wesen, das in sich selbst ruht, weil man auch weniger »bedürftig« ist, was Zuwendung oder Anerkennung betrifft. Ihr Charisma und Ihre Ausstrahlung werden davon sehr gestärkt, auf eine Art, die sich nicht faken lässt.

Praxis:
Visualisierung zu »Hauptdarsteller in meinem Leben«

Ihr Training dazu – nehmen Sie eine beliebige alltägliche Situation, in der Sie sich ganz auf diese Wahrnehmung als Hauptdarsteller ausrichten möchten.

- *Ich stelle mir vor, dass das gesamte Universum seine Aufmerksamkeit auf mich richtet, mit allem, was ich jetzt mache, was ich sage und wie ich aussehe.*

Alternativ kann Ihre Vorstellungskraft auch mit der Idee eines Filmteams spielen:

- *Ich visualisiere ein Filmteam, das mich beobachtet, beleuchtet und filmt. Mit meiner Achtsamkeit bin ich vollkommen auf mich selbst fokussiert. Ich fülle diese Situation mit meiner intensiven Präsenz. In meiner Fantasie konzentrieren sich das Filmteam – und außerdem zahllose Kinozuschauer – auf mich und mein Agieren.*

Für diejenigen, denen diese Visualisierung liegt, wirkt sie extrem intensiv. Wählen Sie in dem Fall ruhig öfters banale Situationen aus, in denen Sie Ihre Aufmerksamkeit intensiv und vollständig auf Ihren »Auftritt«, Ihre Handlungen, auf Ihre Befindlichkeit als Hauptdarsteller konzentrieren.

Machtposition

Wenn Sie derart zentriert in Ihrer Präsenz sind, behalten Sie nicht nur die Macht über sich selbst, sondern strahlen darüber eine Art natürlicher Autorität aus.

Körperlich können wir das durch ein Yoga-Asana verstärken, und zwar durch die Power-Pose »Krieger«. Vor allem, wenn Sie von Ihrer Persönlichkeit her leicht zu beeindrucken oder sogar zu überrumpeln sind. Lassen Sie sich von resoluten Personen leicht einschüchtern? Diese Yogapose vermag kraftvolles Selbst-gewahr-Sein regelrecht zu »boosten«.

Im Yoga heißt dieser Asana nicht ohne Grund »Pose des Kriegers«. Und sobald Sie diese Pose einnehmen, werden Sie auch spüren, warum. Diese Pose lässt Sie sofort sehr energisch Ihrer Kraft und Ihres Selbst gewahr werden. Sie aktivieren dabei auch das Powerhouse, haben ein starkes, aufrechtes Rückgrat und waches Selbstbewusstsein. Es ist also buchstäblich eine »Machtposition«.

Wenn Sie ein Büro haben, ist es einfach. Wenn Sie Ihre Kollegen zum Mitmachen animieren können, auch.

Ansonsten ist das die einzige Yogaübung, die Sie nicht im Büro, sondern zu Hause machen sollten.

Es lohnt sich allerdings, diese Haltung morgens zu Hause einzunehmen, für 2 Minuten, denn damit starten Sie kraftvoll und selbstbewusst in den Tag!

Diese Pose des Kriegers baut sich folgendermaßen auf:

Praxis:
Power-Pose: »Machtposition«

Sie stehen (ohne Schuhe) mit vorwärts gegrätschten Beinen und spreizen die Arme, ebenfalls vorwärts. Sie schauen in Richtung der rechten Hand, als sei sie ein Pfeil, den Sie auf einen Feind abschießen werden.

Das rechte Bein vorn winkelt sich an, bis der Unterschenkel senkrecht und der Oberschenkel waagerecht ist.

Der hintere linke Fuß wird zur Stabilisierung nach außen gedreht, die Ferse bleibt am Boden. ***Gehen Sie in dieser Haltung kurz auf maximale Körperspannung, alle Muskeln sind aktiviert.*** *Auch die Rückenmuskeln, die Bauchmuskeln und Ihr Powerhouse!*

Atmen Sie ruhig und bewusst.

Gehen Sie in die Energie dieser Pose! Fühlen Sie sich als machtvoller Krieger.

Wechseln Sie zur anderen Seite.

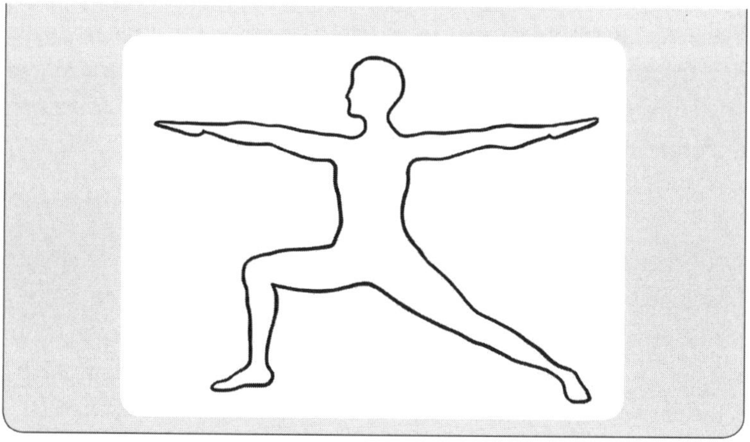

Sie werden die Energie dieser resoluten und energischen Machtpose noch stundenlang als Nachwirkung spüren, wenn Sie derart zentriert und energetisch in den Tag starten!

Wie gehe ich mit Machtstrukturen in Beziehungen um?

Apropos Machtposition. Ein wichtiger Faktor hinsichtlich der eigenen persönlichen Kraft und Präsenz ist die Art, wie wir mit Machtstrukturen umgehen, vor allem in unseren Beziehungen, also auf der emotionalen Ebene und in den Hierarchien, also im Job.

Es geschieht meistens ziemlich unbewusst, dass man anderen Menschen entweder zu viel emotionale Macht über sich selbst einräumt oder – umgekehrt – dass man selbst allzu gern dominieren möchte. Tatsächlich kann das sogar beides gleichzeitig miteinander einhergehen, sodass eine starke Vernetzung innerer Machtstrukturen in unseren Kontakten und Beziehungen besteht.

Je nach Situation müssen wir selbstverständlich in der Lage sein, zu lenken. Genauso müssen wir auch fähig sein, uns unterzuordnen, je nachdem. Kompetente Autorität im Job auszuüben, ist selbstverständlich wichtig.

Darüber hinaus erschließt sich, dass wir erst dann im Vollbesitz der eigenen Macht und Kraft sind, wenn wir weder innere Macht an einen anderen Menschen abgeben noch danach trachten, einen anderen Menschen (über die beruflich sinnvolle Autorität hinaus) zu kontrollieren.

Oft geschieht das aber in Beziehungen, und was uns daran innere Sicherheit zu versprechen scheint, erweist sich langfristig als Falle, die unsere Selbstsicherheit reduziert. Also Vorsicht bei dem Bestreben, Macht über einen Menschen zu haben, das verleiht keine wirkliche innere Macht. Die Kontrolle über einen Menschen auszuüben geht auch deswegen energetisch nach hinten los, weil man dabei auf subtile Weise die Macht über sich selbst verliert.

Ein Thema in diesem Zusammenhang ist Eifersucht. Grundlose besessene Eifersucht wäre das beste Beispiel dafür, die Macht über sich selbst komplett zu verlieren und seine Ich-Kraft einzubüßen. Doch gerade Eifersucht ist ein sehr komplexes und ambivalentes Thema, das hier den Rahmen sprengen würde. Nur so viel ganz kurz und pauschal dazu: Zentrierung, Präsenz und Ich-Kraft gehören zur besten Selbsttherapie überhaupt, die es sowohl gegen Eifersuchtsgefühle als auch gegen Liebeskummer geben kann.

Jeder von uns ist in jedem Moment der Hauptdarsteller in seinem eigenen Lebensfilm. Das sollte man zuerst sich selbst zuerkennen und auch jedem anderen gönnen und erlauben. Bleibt man sich dieser Hauptrolle und Zentralposition bewusst, behält man die emotionale Macht bei sich selbst, was innere Kraft und Stabilität mit sich bringt. Ist man hingegen übertrieben abhängig von Zuwendung, Anerkennung oder bestimmten Verhaltensweisen seitens anderer, besteht eine subtile Schwächung der eigenen Identität und Kraft.

Wie sehen Sie bei sich selbst das Thema Kontrolle und Dominanz oder Unterordnung? Ist es ausgewogen oder liefern Sie sich zu sehr aus? (»Wie denken die anderen über mich?« Und: »Wie verhalte ich mich, dass die anderen positiv über mich denken?«)

Es gibt hier ziemlich viele Gratwanderungen für uns als soziale Wesen. Natürlich wünschen wir uns, beliebt zu sein, anerkannt und integriert. Manche verlieren darüber aber ihre Zentrierung und Kraft, weil sie sich zu sehr auf die Meinung anderer ausrichten. Wieder andere sind unbeliebt, weil sie als launische Tyrannen immer das Sagen haben wollen. Hier gibt's tausend Spielarten und Abstufungen, entscheidend ist, ob Sie sich wohlfühlen in der Interaktion mit anderen – oder nicht.

Jedenfalls sollten wir dieses Machtthema im eigenen Interesse ein bisschen im Auge behalten. Das gesunde Mittelmaß ist auch hier zu empfehlen – weder andere dominieren noch sich selbst dominieren lassen. Das belohnt mit einer stärkeren Zentrierung, wir ruhen gelassener in uns selbst.

Sie sind autonom und souverän, wenn Sie sich weder zu sehr unterordnen noch zu sehr dominieren. Grundsätzlich gilt: Je stärker die innere Autonomie und Selbstverantwortung, desto mehr wachsen persönliche Kraft und Präsenz an.

Soziale Kompetenz

Viele Menschen praktizieren aber nun mal Strategien, um soziale Macht zu gewinnen. Von geheucheltem Interesse über falsche Freundlichkeit bis hin zu subtiler Erpressung oder offensivem Mobbing finden sich in manchen Unternehmen Methoden, die dem Einzelnen möglichst viel Einfluss einräumen sollen. Auch wenn das manchmal kurzfristige Erfolge erzeugt, dadurch entsteht für alle Beteiligten weder Wohlbefinden noch echte, sympathische Autorität.

Ein Mensch, dessen Motivation ständig fokussiert ist auf »Wo liegt hier denn *mein* persönlicher Vorteil?« oder »Was hab *ich* davon?« oder »Worin liegt da *mein* Profit?«, ist vielleicht sogar in der Lage, über längere Zeit trotzdem sympathisch zu wirken, weil er eine machtorientierte und strategische Freundlichkeit praktiziert, auf die andere hereinfallen und positiv reagieren. Wer aber zu den etwas sensiblen Zeitgenossen gehört, wittert bei solchen Menschen deren übertriebene und chronisch-egoistische Motivation, weil diese mit einer inneren Verkrampfung und Verspannung einhergeht. Es ist beispielsweise nicht wirklich angenehm, mit einem solchen Menschen zusammen zu sein, außer vielleicht, man narkotisiert seine Instinkte mit Alkohol und ist selbst auf diesem Trip, dann bildet man vielleicht egofokussierte Nutzgemeinschaften.

Achten Sie in diesem Zusammenhang doch einmal darauf, mit welchem Menschen Sie eine furchtbar angespannte, gehemmte Kommunikation führen und sich scheinbar grundlos gestresst fühlen.

Mit wem Sie sich hingegen einfach wohl und entspannt fühlen. Wem Sie freiwillig und gern eine Führungskompetenz zugestehen würden. Bei Letzteren findet sich vermutlich eine warmherzige Aufmerksamkeit für die Mitmenschen und außerdem eine erfrischende Authentizität, Eigenschaften, die wohltuend wirken und gute soziale Strukturen ermöglichen.

Diese angenehme und freundliche Art ist manchen in die Wiege gelegt, doch es ist nicht schwierig, diese Form der sozialen Kompetenz zu erlernen und zu trainieren. Falls Sie es nicht schon sind – möchten Sie gern ein Mensch sein, der auf andere angenehm und wohltuend wirkt? Der beliebt ist und respektiert wird?

Wenn Ihnen das wichtig ist, brauchen Sie Ihre Achtsamkeit einfach nur auf das Befinden Ihrer Mitmenschen zu richten. Fühlen Sie sich ein, wie es Ihrem Chef, Ihrem Untergebenen, Ihrer Freundin, Ihrem Freund, Ihrem Bruder, Ihrem Kollegen oder der

Supermarktkassiererin gerade geht. Fühlt dieser Mensch sich wohl, hat er Probleme, wirkt er verkrampft?

Versuchen Sie, die Menschen um sich herum in ihrer jeweiligen Befindlichkeit zu erkennen, und zwar nicht kritisch lauernd, sondern aus einer gutartigen, einfühlsamen Motivation heraus.

Manchmal kann es für Ihr Gegenüber wohltuend sein, wenn Sie Ihre Wahrnehmung feinfühlig kommentieren. Dabei empfiehlt sich Taktgefühl: »Ich hab den Eindruck, du bist heute nicht ganz fit, kann das sein?« In der Art drücken Sie die Anteilnahme sensibel, freundlich und fragend aus. »Du siehst noch nicht so ganz ausgeschlafen aus, soll ich dir mal einen Cappuccino holen?«, gehört auch zu dieser liebevollen Art der Ansprache. Einen Spruch wie »Sag mal, hast du heute eine Klobürste gefrühstückt?« sollten Sie höchstens Ihrem besten Kumpel an den Kopf werfen, während Sie ihm nett grinsend auf die Schulter klopfen. Und auch das nur, wenn er diese Sorte Humor versteht.

Wenn es gerade passt, bringt folgendes Feedback beste Stimmung für alle: »Hallo!!? Du bist ja umwerfend gut gelaunt! Hast du im Lotto gewonnen? Komm, steck damit mal das ganze Büro an!« Das klingt lustig und herzlich. Wer so angesprochen wird, fühlt sich ausgesprochen positiv wahrgenommen und wird seinerseits erst recht gute Stimmung verbreiten.

Die Voraussetzung für soziale Kompetenz liegt, so oder so, in der Einfühlung und in der freundlichen Motivation. Sensible freundliche Wahrnehmung des anderen verleiht Ihnen eine echte und sympathische soziale Kompetenz.

Aktives Mobbing zu kommentieren erübrigt sich. Wer würde so tief sinken, derartige Register zu ziehen? Sie ganz bestimmt nicht. Erwähnenswert zur sozialen Kompetenz wäre aber im Zusammenhang mit Mobbing, dass man so viel Sozialverantwortung und Courage verspüren sollte, einem Mobbing sofort entgegenzutreten und entgegenzuwirken. Jemand mag noch so unkollegial oder unsympathisch sein, trotzdem hat niemand jemals Mobbing verdient. FairPlay heißt, einem unangenehmen Kollegen ein ehrliches Feedback zu geben oder ein offenes Gespräch zu führen, falls dieser gemobbt wird. Und das Mobbing seitens anderer sofort zu stoppen!

Unbewusste Selbstsabotage

Um unseren Idealzustand und das beste Wohlbefinden bestens zu kultivieren, hilft's sehr, auch mal die Sabotagefaktoren der Entspanntheit und der guten Stimmung ins Auge zu fassen. Von Natur aus sind wir eigentlich alle gut drauf, vergnügt, herzlich und heiter. Wenn wir uns nicht über etwas oder jemanden ärgern oder hungrig sind oder unter Druck stehen. Als Kinder waren wir alle noch in dieser »Naturfröhlichkeit«. Können Sie sich daran erinnern? Tatsächlich können wir auch heute genauso gut gelaunt sein, wenn es uns gelingt, ein paar störende Faktoren zu beseitigen.

Es existieren nämlich erstaunlich viele unbewusste Sabotagefaktoren im emotionalen und psychischen Bereich, und wenn es uns gelingt, diese zu vermeiden oder aufzulösen, ist viel gewonnen – an Selbstwertgefühl, innerem Frieden und an Lebensfreude.

Was sind denn die übelsten Feinde des wohligen Zustands, in der eigenen Mitte zu ruhen? Die maßgeblichen Saboteure sind erstens: Stress und Hektik. Zweitens: Konflikte, Streit und negative Emotionen.

Denn trotz aller Erkenntnis über Achtsamkeit ist es unmöglich, zentriert und gelassen zu bleiben, während man gleichzeitig verärgert, genervt oder aufgeregt ist. Logischerweise hilft es natürlich, sich erst gar nicht in Stress oder Ärger zu verlieren und wie der berühmte Fels in der Brandung in sich selbst zu ruhen. Andernfalls kostet uns das Energie und bringt uns »aus dem Häuschen«. Eine Binsenweisheit, die im Alltag leichter gesagt als getan ist. Das kennen wir alle, in einer halben Minute kann das Empfinden, in sich selbst zu ruhen, durch Hektik oder negative Emotionen für den Rest des Tages dahin sein.

Vorbeugend kann man versuchen, den Tag etwas zu entschleunigen und Hektik zu vermeiden. Eine Wohlfühlplanung mit moderatem Timing hilft, wenn Ihr Job das erlaubt.

Das Schlimmste aber sind Konflikte, Ärger und Streit. Es gilt also, Konfliktpotenzial vorab zu entschärfen, um Konflikte möglichst gar nicht erst aufkommen zu lassen. In dieser Hinsicht stabilisiert Sie jegliche Praxis der Zentrierung schon im Vorfeld. Denn ein gelassenes, echtes Selbst-bewusst-Sein erzeugt als »Nebenwirkung« ein klares und freundliches Durchsetzungsvermögen, eine Art natürliche Autorität. In Kombination mit Gelassenheit. Unwiderstehlich, einfach charismatisch. Das verleiht Ihnen ein Auftreten und eine Ausstrahlung, die Disharmonie meistens erst gar nicht aufkommen lässt. Oder die Ihnen den Weitblick und die Weisheit ermöglicht, Konfliktpotenzial vorab aktiv aufzulösen. Geht das mit der Vermeidung von Stress und Hektik durch gute Zeitplanung einher, dürften andere Ihre (zunehmende) Stärke und Klarheit bewundern.

Was, wenn aber doch Ärger und Konflikte auftreten und Sie aufwühlen?

Ein Fall im Büro eines Freundes:

Nathalie, die neue attraktive Mitarbeiterin, hat ihrer Kollegin Sabine das Handy geklaut, mitten im Großraumbüro, von deren Schreibtisch.

Die Bestohlene hatte das beobachtet und die Neue aggressiv aufgefordert, Ihre Handtasche auszukippen. Dabei purzelte das gestohlene Handy heraus.

Die Emotionen gehen hoch. Alle regen sich auf, der Chef wird informiert. Die Mitarbeiter sind aufgewühlt und empört gegenüber der Neuen. Da hilft es ihr auch nichts, dass sie schluchzend an ihrem Schreibtisch sitzt und ihre Unschuld beteuert. Die Forderung nach fristloser Kündigung steht im Raum.

Der Chef hat, was juristisch überaus fragwürdig ist, in allen Räumlichkeiten des Betriebs, auch im Großraumbüro, eine Videoüberwachung installiert. Natürlich nutzt er jetzt die Videoaufnahmen, um die neue Mitarbeiterin eindeutig zu überführen. Doch die Belegschaft, die sich um den Bildschirm des Chefs drängelt, erlebt eine Überraschung, als der Vorgang nach einigem Hin- und Herspulen gezeigt werden kann:

Sabine, die »Bestohlene«, hat ihr Handy im Vorbeigehen unauffällig in die Handtasche der Neuen fallen lassen.

Nun kocht es erst recht im Betrieb, die Mitarbeiter beschimpfen nun zur Abwechslung die intrigante Kollegin. Nathalie bleibt. Sabine geht.

Fristlos gekündigt, packt sie sofort ihre Sachen zusammen und verlässt für immer das Büro. Auf ein solches Emotionsszenario mit überschäumenden Gefühlen, mit Streit und Schuldzuweisung hat man wenig Einfluss. Es erfordert große Gelassenheit, bei einem solchen emotionalen Tornado die Ruhe zu bewahren, statt wild zu lamentieren.

Übrigens erfuhr der Freund, der diese Situation erlebte, dass die gekündigte Mitarbeiterin sich vorher schon jahrelang in psychiatrischer Behandlung befand. Wegen psychotischer Minderwertigkeitsgefühle, die mit Depressionen und einem Suizidversuch einhergegangen waren. Die psychische Störung, die offenbar zu diesem Verhalten geführt hatte, war massiv, was das Verhaltens keineswegs rechtfertigt, aber ein Stück weit erklärt.

Mit Abstand betrachtet tun sich manchmal mehr Facetten auf, als man ursprünglich vermutet, ein weiterer Grund, sich nicht allzu leicht aus dem Häuschen bringen zu lassen und auch nicht vorschnell zu urteilen.

Aber was, wenn wir uns doch mal fürchterlich aufregen? Wir sind schließlich keine Roboter, und manchmal geht's eben doch mit uns durch. Na und? Manchmal findet man es eben einfach spannend, sich aufzuregen und ein bisschen emotionale Achterbahn zu fahren. Das kann und darf auch so bleiben!

Trotzdem finden Sie im folgenden Kapitel, wenn Sie Lust darauf haben, ein Coaching, um negative oder schmerzhafte Emotionen schnell wieder zu harmonisieren. Diese Praxis kann helfen, in Konflikten souverän zu agieren, negative Emotionen zu drosseln und in einem ruhigen Gemütszustand zu bleiben.

Glückseigenschaften für den Berufsalltag entfalten

Wir dürften uns dabei einig sein, dass es für die Grundstimmung wichtig ist, meistens eher im Zustand positiver als negativer Emotionen zu sein. Nur – wie? Wenn man schlechte Laune hat, reicht es bei Weitem nicht, gut gelaunt sein zu wollen. Mit dem Willen kann man dazu bekanntlich nichts ausrichten, eine depressive Stimmung möchte schließlich niemand haben, das ändert aber nichts daran, dass sie vorhanden ist. Jeder will lieber Lebensfreude verspüren, ein Wollen, das diese noch lange nicht erzeugt.

Bestimmt haben Sie für sich Strategien, wenn mal die »Welt untergeht«, oder? Die Palette kann sich dabei von Gesprächen über das Musikhören, von intensivem Sport bis hin zur spontanen Urlaubsbuchung erstrecken. Oder vom Thermalbadbesuch über eine ordentliche Frustportion Alkohol bis zum Shoppinganfall, von der Wellnessbehandlung bis hin zur exzessiven Disconacht. Beliebt sind auch die typische Überdosis Schokolade, sonstige spontane Fressattacken und vieles andere mehr. Das kann man alles mal machen. Nur manches davon besser nicht permanent.

Was sind denn Ihre persönlichen Strategien? Achselzucken, es fällt Ihnen gerade keine ein? Das sollte sich ändern! Sollten Sie wirklich zu den Menschen gehören, die keine Frustbewältigungsstrategien parat haben, dann machen Sie am besten heute noch eine Liste dazu, und sei sie noch so skurril. Schon allein meine persönliche Herangehensweise dürfte unterhaltsam genug sein, um Sie zu inspirieren. Möchten Sie sie wissen? Manchmal erwischt es mich nämlich eben trotz aller Zentrierungsmethoden auch!

Für den Notfall habe ich ein Rezept gegen Ärger entwickelt, und das besteht darin, eine grimmige Mail an den Übeltäter zu schreiben. Und sie im Ordner Entwürfe zu speichern. Dort kann sie erst mal einen Tag schmoren. Am nächsten Tag könnte sie bei Bedarf noch weiter ausgeschmückt werden. Selbstverständlich wird sie nicht versendet. Und nach wenigen Tagen hat sie ihre Funktion erfüllt, damit ich in Ruhe eine klare, kühle und konstruktive Strategie entwickle oder einfach zur Tagesordnung übergehe. Die giftige Mail wird selbstverständlich unversendet gelöscht.

Sollte wirklich mal akute Wut das Problem sein, ist die erste Hilfe ähnlich simpel: Sowie ich zu Hause bin, rein in die Joggingschuhe und mit maximalem Tempo – also viel zu schnell – losrennen. Es dauert nicht lange, und ich bin völlig außer Atem und muss eine Pause einlegen. Okay, dann ein paar Schritte langsam gehen. Immer noch Ärger? Wütend weiterrennen!

Spätestens nach einer halben Stunde des Rennens bin ich dermaßen fix und fertig, dass ich nur noch einen einzigen Wunsch habe: in einem duftenden, lauwarmen Schaumbad zu versinken ... und dazu ein bisschen Musik zu hören. Völliger Seelenfrieden ist die Folge. Vielleicht raffe ich mich nach dem Schaumbad noch auf, ein paar Notizen zur auslösenden Situation zu machen, mit Problemlösungsideen. Spätestens dann lasse ich das Thema für den Tag wirklich los, die Notizen kümmern sich bis zum nächsten Tag darum, dann kann ich das Thema ja wieder aufgreifen, falls noch nötig.

Normalerweise bringt mich aber zum Glück nichts so leicht aus der Ruhe. Außer, wie ich zugeben muss – langsame Autofahrer, die viel Zeit zum Nachdenken und Reflektieren brauchen, um am Ende zu realisieren, dass die Ampel tatsächlich schon auf Grün geschaltet hat. Mein sabotierter Drang, zügig vorwärts zu kommen, wird von mir in dem Fall allerdings spontan abgearbeitet – durch den lauten Ruf: »Nun fahr doch, du Schlaftablette!«, verbunden mit wildem Hupen. Der entschleunigte Fahrer vor mir hört den

Spruch ja schließlich nicht, höchstens mein Beifahrer, und der muss das eben aushalten. So ein promptes Abreagieren von Stress kann durchaus wohltuend sein, und schließlich gehören bei aller Zentriertheit und Präsenz auch Gefühle zum Lebendigsein dazu.

Gern amüsiere ich Sie noch mit einem weiteren persönlichen Register zur Ablenkung nach einem besonders anstrengenden Tag mit unangenehmen Aufgaben. Ich bewillige mir dann bereits morgens, zum Abschluss des Tagesprogramms noch eine Parfümerie aufzusuchen, um ein paar Düfte auszuprobieren. Erstaunlicherweise wirkt das bei mir wie ein Brainwashing. Ich verlasse den Dufttempel mit einem halben Dutzend parfümierter Teststreifen, hinterlasse eine ausgelaugte Parfumeriefachverkäuferin und versinke beseelt in den Düften. Einige Papierstreifen werden sofort missbilligend aussortiert, andere mitgenommen und weiter beschnuppert. »Das ist aber einfach bei dir«, bekomme ich manchmal belustigt zu hören. Stimmt, und wie es scheint, beschäftigen die Düfte mein limbisches System[7] unmittelbar, und lasten es vollständig aus. Die Duftrecherchen führen bei mir jedenfalls zu einer Art »Desinfektion« im limbischen System. Danach ist mein Kopf wieder frei, ähnlich wie durch Joggen oder nach einem netten Gespräch. Haben Sie vielleicht vergleichbare Tricks, sich unmittelbar von Stress oder Genervtheit zu befreien? Dann schicken Sie mir doch bitte IHR Patentrezept per E-Mail (am Ende des Buches angegeben)!

Last, not least – bestimmte Meditationen runden meine Anti-Stress-Strategien besonders wirkungsvoll ab und erzeugen zuverlässig beste Stimmung.

Das schweift jetzt allerdings ein bisschen von kompatiblen Möglichkeiten ab, um Missmut vor Ort – also im Büro – aufzulösen.

---

7 Das limbische System ist, vereinfacht ausgedrückt, ein komplexes Gehirnareal für die Entstehung von Gefühlen, aber auch für erinnerte Gefühle, und es spricht zugleich auch auf Geruchswahrnehmung an. Interessanterweise sind in diesem Bereich sogar all unsere emotionalen Erinnerungen zusammen mit den jeweiligen Gerüchen abgespeichert.

Welche Optionen haben wir dort, trotz lautstarkem Großraumbüro, inklusive stressigem Chef im Nacken, gut gelaunt zu sein und es auch zu bleiben? Um uns von anstrengenden Kollegen nicht provozieren zu lassen?

Entspannung ist natürlich wichtig, reicht allein dazu aber oft noch nicht aus. Zentrierung bietet tatsächlich einen Meilenstein, um sich mit einem Schutzpanzer gegen solche Widrigkeiten zu wappnen. Ein kleiner Serotonintrigger ist im Berufsalltag ansonsten die simple Option, sich bei schönem Wetter in der Mittagspause draußen ein Sonnenbad zu gönnen, am besten mit dem Lieblingskollegen zusammen. Sonnenlicht lässt grundsätzlich den Serotoninspiegel ansteigen, deshalb sorgt jedes Sonnenbad für eine Extraportion des Glückshormons.

Was ansonsten zu den Glückseigenschaften für den Berufsalltag gehört, folgt hier ...

Zauberelixier Freundlichkeit

Wenn Sie die Kollegin grimmig anmotzen: »Das hättest du mir wirklich auch schon gestern sagen können!«, was genau bringt das?

Und überhaupt, macht es beispielsweise gute Laune, mit greller aggressiver Lichthupe und zentimeterdichtem Auffahren jemanden von der Überholspur zu scheuchen? Es fährt wohl eher den Adrenalinspiegel hoch.

Spricht man andere aggressiv an: »Hallo? Müssen Sie nach dem Tanken ausgerechnet auf Ihrem Tankplatz stehen bleiben und von dort aus Ihre endlose SMS schreiben? Sie sehen doch, dass die Tankstelle überfüllt ist!«, dann bekommt man nicht nur eine unfreundliche Reaktion zurück, sondern produziert auch Stresshormone, welche die Wohlfühlhormone blockieren und abbauen. Man ärgert sich und die Stimmung ist dahin. Schafft man es stattdessen, sanft an die Scheibe des tankplatzblockierenden Monsters zu klopfen und es zu bitten, die SMS vielleicht zehn Meter weiter in aller Ruhe einzutippen, und das auch noch mit einem Lächeln zu garnieren, dann ist das für derart verpeilte Zeitgenossen meistens unwiderstehlich. Wenn das funktioniert, bleiben Sie obendrein in Ihrem Wohlfühlstatus.

Der Kollegin kann man alternativ mitteilen: »Du weißt aber schon, dass es mich in Zeitdruck bringt, diese Information erst jetzt zu bekommen. Bitte sei so lieb, mir das beim nächsten Mal so früh wie möglich zu sagen.«

Nicht nur die Umgebung reagiert negativ auf Ihre Unfreundlichkeit oder positiv auf Ihr Lachen. Freundliches Verhalten steigert gleichzeitig die Selbstzufriedenheit, denn indem man jemanden zum Lachen oder zum Lächeln bringt, wird positive Energie erzeugt. Unvermeidlich hebt sich auch die eigene Stimmung.

Tatsächlich ist es nachhaltig beglückend, Freundlichkeit als innere Glücksquelle zu nutzen. Wussten Sie, dass es dazu im Buddhismus sogar eine spezielle Meditationsform gibt, die Freundlichkeitsmeditation? Sie wird auch »Metta-Praxis« oder »Liebende-Güte-Meditation« genannt, und genau die ist es, die den Mönchen ihre berühmte heitere Gelassenheit verleiht.

Sie glauben das nicht? Dann schauen Sie sich das folgende Beispiel an: Ein aktuelles Sozialexperiment belegt nämlich die Wirkung genau dieser Freundlichkeitsmeditation, US-Psychologen werteten dazu im März 2019 eine Studie mit 500 Studenten aus.

Die Studienteilnehmer dokumentierten in einem ausführlichen Fragebogen ihre mentale Verfassung, dann wurden sie in vier verschiedene Gruppen aufgeteilt.

12 Minuten lang sollten sie auf dem Uni-Gelände herumlaufen und auf die umliegenden Menschen achten. Gruppenabhängig variierte dabei der Fokus ihrer Gedanken.

- Gruppe eins wurde beauftragt, den umliegenden Studenten ein glückliches Leben und positive Gedanken zu wünschen.
- Gruppe zwei sollte über Gemeinsamkeiten mit den Kommilitonen nachdenken.
- Gruppe drei sollte überlegen, wodurch sie bessergestellt waren als andere Studenten.
- Die Kontrollgruppe sollte neutral auf das äußere Erscheinungsbild der umliegenden Menschen achten.

Danach wurden erneut Fragebogen ausgefüllt. Welche Sichtweise hatte die positivsten Wirkungen? Das Ergebnis war eindeutig: Besonders bei der ersten Gruppe stieg das eigene Glücksempfinden deutlich an.

Die Psychologen dokumentierten, dass vor allem das Verhalten, umherzulaufen und anderen Menschen Gutes zu wünschen und Freundlichkeit zu schenken, die Angst verringert und gleichzeitig das Glücksgefühl und die Lebensfreude verstärkt.[8]

Die Studienteilnehmer gaben an, sich durch die positiven Gedanken anderen Menschen gegenüber als besonders empathisch und allgemein glücklich zu fühlen. Gleichzeitig intensivierte sich die Empfindung der sozialen Verbundenheit. Gefühle von Angst und Besorgnis sanken dagegen deutlich ab!

Auch die zweite Gruppe, die über ihre Verbundenheit zu den Mitmenschen nachdachte, schnitt gut ab und zeigte erhöhte Werte in den Bereichen Verbundenheit und Fürsorge. Bei den anderen beiden Gruppen zeigte sich keine Veränderung des Befindens,

---

8 Prof. Douglas Gentile, Psychologe an der Iowa State University

erwähnt sei noch, dass bei den Ergebnissen weder das Geschlecht noch bestimmte Persönlichkeitsmerkmale eine Rolle spielten.

Interessant war in dem Kontext auch, dass es den Probanden nicht möglich war, freundliche und liebevolle Gedanken für sich selbst und andere zu hegen – und gleichzeitig depressiv zu sein. Das ist ein spannender Impuls, wie man depressiver Stimmung vorbeugen kann.

Falls Sie das immer noch bezweifeln, googeln Sie ähnliche Ergebnisse internationaler Neurowissenschaftler, die sich vor 20 Jahren neugierig auf meditierende tibetische Mönche stürzten.

Sie kaprizierten sich darauf, diese durch ihre Magnetresonanztomografen zu schieben und allerlei Erstaunliches über deren Hirnfrequenzen zu dokumentieren. Auch die EEGs dazu zeigten erstaunliche Effekte bei einer bestimmten mentalen Technik. Die Forscher dachten zu Beginn ihrer Studien zunächst, ihre Geräte seien defekt, so unglaublich erschienen die positiven Befunde, insbesondere der Metta-Praxis. Um Lebensfreude und Gelassenheit für sich selbst und für ihre Umwelt zu bewirken, setzen Buddhisten seit 2500 Jahren unter anderem diese Freundlichkeitsmeditation »Metta-Praxis« ein, die Meditation der liebenden Güte. Diese bewirkt eine erfreuliche emotionale »Alchemie«, genau wie aktuell von Prof. Douglas Gentile in Iowa an Studenten bewiesen.

Genau diese Methode werden wir uns jetzt »klauen«! Und für den Alltagsmodus im Job ein wenig abwandeln.

Konkret gesagt, wirkt sich (neben der Achtsamkeitspraxis) eine bewusst positive Ausrichtung der Gedanken wie ein »Gegengift« zu belastenden Frustrationen, Ärger und negativen Gefühlen aus. Innerlich stellt man darüber die Weichen zugunsten eines entspannten und freundlichen inneren Zustands.

In der einfachen Version der Freundlichkeitsmeditation denkt man einfach nur ganz kurz ein paar freundliche Gedanken über die Menschen, die man mag. Tun Sie sowieso? Prima.

In der mittelschweren Version denkt man freundliche Gedanken über Menschen, die einem gleichgültig sind. Der Bäckerverkäuferin oder dem Elektroinstallateur gegenüber. Kriegen Sie auch noch hin? Super!

Die Fortgeschrittenenversion geht aber ans Eingemachte. Sie ahnen es bereits.

Falls Sie die zutiefst menschliche Eigenschaft besitzen, gegenüber Zeitgenossen, die Sie nicht ausstehen können, gelegentlich unter einer nagenden Missgunst zu leiden, können Sie die daraus resultierende Frustration durch dieses alchemistische Gegenmittel – in IHREM eigenen Interesse! – auflösen.

Anfangs kostet das große Überwindung (»Im Prinzip ja, aber gerade DEM/DER gönne ich das eben nun mal auf gar keinen Fall, weil …!«).

Wer es trotzdem schafft, sogar solch unsagbar grässlichen Zeitgenossen, die man nicht leiden kann und die anscheinend völlig unberechtigt erfolgreich und glücklich sind, dieses Glück womöglich auch noch zu gönnen, der kultiviert für sich eine vielleicht nie gekannte heitere Gelassenheit und ruht zufrieden in sich. Der eigene Groll wirkt sich sowieso nur auf die eigene Person und auf die eigenen Neurotransmitter negativ aus, nicht auf jene verhassten Mitmenschen.

Eine solche Transformation der eigenen Einstellung mag Ihnen vielleicht übertrieben erscheinen, aber die tibetischen Mönche praktizieren diese Methode auch nicht so ganz ohne Grund. Sie verändert das innere Lebensgefühl deutlich zum Positiven, und eine freundliche Gesinnung hat spürbar mehr innere Lockerheit und Heiterkeit zur Folge.

Das Nervensystem reagiert darauf unmittelbar. Der Vagusnerv, dessen Zustand maßgeblich für unsere innere Ruhe und unser Wohlbefinden verantwortlich ist, entspannte sich gemäß jener Studien besonders durch die Freundlichkeitsmeditation sofort. Auch die Schlafqualität und die soziale Integration wurden signifikant besser.

Wenn Sie Lust haben, diese mentale Praxis einmal auszuprobieren, können Sie erste Auswirkungen wahrscheinlich schon nach der ersten Anwendung bemerken. Sie müssen ja nicht gleich zum Dalai-Lama mutieren!

Wobei anzumerken ist, dass ausgerechnet diese heitere und charismatische Persönlichkeit die Praxis der liebenden Güte vor allen anderen Methoden empfiehlt und täglich selbst praktiziert. Denn diese Praxis gilt als effizient und schnell wirksam, viele Praktizierende konnten eine chronisch vorhandene depressive Grundstimmung damit langfristig auflösen.

Falls Sie dieses Prinzip für sich nutzen möchten, ist das simpel: mit dem Zauberelixier Freundlichkeit – einmal täglich ein paar Tropfen freundliche Gedanken, Anwendung innerlich.

Natürlich wirkt das Elixier auch äußerlich – loben und coachen Sie Ihre Mitmenschen neidlos, gönnen und wünschen Sie anderen explizit Gutes.

Keine Sorge, das ist kein Muss, wenn Sie sich nicht danach fühlen. Diese mentale Methode ist nur EINE Empfehlung unter vielen und zwanglos anzugehen, falls einem gerade danach ist. Wer keine Lust dazu hat, für den funktioniert sie sowieso nicht, vielleicht wirkt etwas anderes dann aber umso besser.

Für diejenigen, die es ausprobieren möchten, findet sie sich hier, die ominöse Praxis der tibetischen Mönche, und zwar in der Alltagsversion!

Konzentrieren Sie sich morgens vor der Arbeit kurz, vielleicht 2 Minuten lang, darauf, zwei bis drei Menschen in Gedanken diese guten Zustände zu wünschen. Lassen Sie Ihr Gehirn damit in friedlichen Alpha-Wellen schwingen, das ist morgens ohnehin sein Lieblingsmodus. Und ermuntern Sie es, schon zum Tagesbeginn Serotonin, Dopamin und Oxytocin freizusetzen.

Praxis:
Positive Emotionen

Schenken Sie anfangs die positiven Gedanken nur den Menschen, die Sie ohnehin mögen, vielleicht einfach Ihrem Kind oder auch Ihrem Haustier, das funktioniert anfangs am natürlichsten.

Sie fangen aber bei sich selbst an, daher taucht zuerst der Gedanke auf:

- *»Ich wünsche mir, dass ich glücklich, gesund und zufrieden bin.«*
- *Visualisieren Sie sich dabei selbst vital, glücklich, erfolgreich und strahlend.*

Dann folgt:

- *»Ich wünsche Person X, dass sie glücklich, gesund und zufrieden ist.«*
- *Stellen Sie sich dabei vor, dass die Person lächelt und zufrieden aussieht.*

Das können immer andere Personen sein, Sie können aber auch bei den gleichen Menschen bleiben.

»Fortgeschrittene«, die das einige Zeit erfolgreich, also mit guter Stimmung, praktiziert haben, dürfen den Schwierigkeitsgrad erhöhen. Man denkt dabei an einen Menschen, der einem eigentlich gleichgültig ist, und wünscht auch ihm Positives.

Wer mit dieser Praxis schließlich sozusagen aufs Ganze gehen will, denkt mit diesen guten Wünschen sogar an einen »Feind«, an einen Menschen, den man nicht leiden kann oder mit dem man Probleme hat. Das hat Dalai-Lama-Niveau!

Achtung, Nebenwirkungen können in Form chronisch guter Laune auftreten und darin bestehen, dass Sie sich kaum noch über jemanden so richtig ärgern können.

Aber jetzt ist endlich noch mal ein einfacher kleiner Erholungstrip für Sie dran. Die folgende Visualisierung nimmt Sie mit in eine regenerative Tiefenentspannung. Lassen Sie Ihre Fantasie spielen, diese Bilder tun Ihnen einfach gut.

Audio-Datei 20:
Visuelle Meditation zur Regeneration »Bergsee«

Ich sitze locker und entspannt. Alle Spannung löst sich auf. Ich ruhe in mir selbst und lasse meine Fantasie ein bisschen spielen.
Ich habe Ferien und bin unterwegs zu einem Bergsee, der auf einem bewaldeten Hochplateau liegt. Der staubige Weg schlängelt sich zwischen Büschen und Sträuchern den Berg hinauf und ich rieche den würzigen Duft von Thymian und anderen Kräutern.
Die Mittagssonne hat mich erhitzt, ich bin angestrengt und durstig und der Rucksack drückt auf meine Schultern. Ich freue mich schon auf meinen Erholungsplatz am See und wandere mit entschlossenen Schritten weiter bergan.
Angekommen.

Aufatmend lasse ich den schweren Rucksack von den Schultern gleiten und fühle mich leicht und befreit.
Mit wenigen Handgriffen baue ich mein kleines Zelt zwischen zwei Zypressen auf und breite meine Sachen darin aus.
Ich lasse mich am Ufer nieder und spüre den sanften Wind, der über mein Gesicht streicht. Durstig leere ich meine Trinkflasche. Dann fülle ich sie mit dem klaren Wasser des türkisfarbenen Sees auf.
Die Schönheit und die wohltuende Stille hier belohnen mich für die anstrengende Wanderung. Ruhig betrachte ich den blau schimmernden, Zypressen und anderen Bäumen sowie von Blumen eingerahmten See.
Friedlich und schön erhebt sich der kristallklare Bergsee über die weite, dunstige Landschaft und scheint mit dem Himmel zu verschmelzen, dessen Blau er widerspiegelt.
Golden leuchtend steht die Nachmittagssonne über dem See. Die Sonnenstrahlen scheinen in die Tiefe des klaren Wassers hinein. Ich lege die Kleidung ab, um ein Bad zu nehmen.
Immer noch warm und erhitzt vom Aufstieg gleite ich in das erfrischende Wasser. Es kommt mir vor, als würde ich in flüssiges Licht eintauchen. Seidig umfließt das Wasser meinen Körper und schimmert wie flüssiges Gold.
Ich tauche immer wieder in das sonnendurchstrahlte Wasser ein, schwimme und lasse mich dann einfach entspannt treiben.
Das funkelnde, klare Wasser belebt mich.
Ich kann kaum genug bekommen von der Frische des leuchtenden Wassers und tauche kurz unter. Neue Lebenskraft lädt all meine Zellen mit Energie auf.
Mit den letzten Sonnenstrahlen verlasse ich den See wieder und fühle mich erfrischt und gereinigt.
Am Ufer habe ich flauschige Badetücher bereitgelegt, in die ich mich nun hülle.
Der Himmel leuchtet orange und rosa.
Verwandelt vom Abendlicht spiegelt der See nun das Leuchten des Abendhimmels wider.

Mein Blick schweift über die weite, grüne Landschaft.
Die Klarheit und Stille des Bergsees erfüllten mich mit tiefem Frieden. Ich bin ruhig und glücklich.
Mit dieser Zufriedenheit komme ich mit den Gedanken zurück in die Situation hier.
Ich fühle mich erholt und erfrischt.

Faktor Nahrung: Können wir Intelligenz und gute Laune essen?

Die Medien überfluten uns seit geraumer Zeit recht penetrant mit dem Thema Ernährung. Ist Milch nun gut oder schlecht bezüglich Osteoporose, soll man Eier essen oder erhöhen sie doch den Cholesterinspiegel? Isst man am besten fünf kleine Portionen am Tag oder lieber doch nur zweimal am Tag in Form von Intervallfasten – mit einmal 14 und einmal 10 Stunden Esspause? Lieber Low Carb oder doch Kohlenhydrate, und wenn ja, dann nur die »guten«?

Die Ernährungsexperten machen uns alle halbe Jahre mit neuen und diesmal besonders richtigen Erkenntnissen verrückt, verderben uns den Spaß am unbekümmerten Genuss und indoktrinieren uns, aus der Nahrungsaufnahme eine Wissenschaft zu machen. Manche mögen das und schwören darauf, dass sie nun die ultimativ beste Ernährungsversion gefunden haben. Und was ist überhaupt mit dem Thema Kalorien? Der normale Mensch ist eher leicht irritiert und verspürt häufig ein diffus schlechtes Gewissen, weil er sich womöglich doch völlig falsch ernährt.

Unsinn. Ernährung ist individuell. Jeder sollte für sich, buchstäblich »aus dem Bauch heraus«, entscheiden, was und wie viel er gerne isst und was ihm gut bekommt, wir sind schließlich keine unmündigen, ferngesteuerten Nahrungsaufnahmeroboter.

Wer aber LUST auf ein paar ergänzende kleine Nahrungstipps hat, für den ist dieses Kapitel passend, ansonsten bitte einfach weiterblättern.

Spannend ist, dass Nahrungsmittel einen beachtlichen Einfluss auf unsere mentale Leistungsfähigkeit und auf die Stimmung haben. Hier die wichtigsten Nahrungskomponenten und ihre Wirkung auf unser Wohlbefinden.

Glück essen!

Starten wir einfach mit den Nahrungsmitteln, die glücklich machen! Ja, natürlich ist auch die Rede von Schokolade, aber nicht nur. Sogenanntes Mood Food, Essen für die gute Laune, wirkt über Neurotransmitter, die uns glücklich stimmen.

Für mich persönlich wäre zum Beispiel ein Leben ohne Schokolade möglich, aber sinnlos. Vermag diese braune Droge nicht nur den Gaumen, sondern auch die Seele zu erfreuen? Das wäre doch klasse – sich glücklich essen zu können! Tatsächlich können wir das ein ganzes Stück weit, und viele von uns haben schon Schokolade als Droge eingesetzt, gegen Stress oder zum Trost bei Frustration, oder?

Ich kenne eine Frau, die lebt glücklich, gesund und schlank mit ihrer sogenannten Schokoladendiät. Und die geht so: Man isst ein bisschen was Gesundes, aber sehr kalorienarm, das kann rohes Gemüse und Salat ohne Dressing sein, ein wenig Obst, Joghurt, und etwas kalorienarm zubereiteten Fisch oder ein Ei. Dadurch hat sie nach ihrer Definition täglich mindestens einen 1000-Kalorien-Bonus übrig! Dieses Kalorienvolumen darf sie dann mit Eis, Schokolade und Gummibärchen ausgleichen.

Manche Gesundheitsfreaks behaupten hingegen, sie seien viel fitter und vitaler, seit sie auf Zucker verzichten.

Ich kenne aber auch mehrere Personen, die sich ausschließlich von Fleisch ernähren und nicht mal die Namen verschiedener Gemüse kennen. »Was ist denn Lauch? Avocado? Nie gehört, sieht komisch aus. Apfel? Mag ich nicht.« Sie alle leben gesund und munter und triggern durch die eigene Ernährungsform ihr geschmackliches Wohlbefinden. Na und? Jedem das seine!

Aber Sie erinnern sich noch an Serotonin, das fast wie ein Antidepressivum wirkt, uns heiter stimmt und uns gleichzeitig entspannt und beruhigt? Kann man diesen Glücksbotenstoff eigentlich essen? Leider nicht direkt – aber indirekt!

Damit das Gehirn diesen Neurotransmitter in ausreichender Menge basteln kann, braucht es die Aminosäure L-Tryptophan, und die kann man tatsächlich essen.

Unter anderem besitzt auch unser Seelentröster Schokolade das wunderbare Tryptophan, und hier wird durch den Zucker ein rasches Einschleusen des Tryptophans durch die Blut-Hirn-Schranke hindurch ins Gehirn ermöglicht. Heißt: Ganz flott baut das Gehirn aus den Zuckerkohlenhydraten und dem Tryptophan das wunderbare Serotonin. Laune? Steigt.

Verführerischerweise enthält das Kakaopulver auch noch die entspannenden und beglückenden Stimmungsmacher Theobromin und Phenylethylamin. Schon ein einziger Riegel Schokolade lässt diese Glückswirkung bereits spüren, und das ist für die Diätbewussten kalorienmäßig noch überschaubar. Jedenfalls kann eine Nascherei kurzfristig trösten, die Wirkung verpufft aber auch schnell wieder. Komplexere Kohlenhydrate aus Reis, Kartoffeln, Nudeln oder Vollkornprodukten liefern ebenfalls Tryptophan und halten länger vor.

Aber wir können Tryptophan auch durch andere Lebensmittel »essen«!

Einen hohen Gehalt an Tryptophan enthalten: Hülsenfrüchte, Bananen, Heidelbeeren, Ananas, Papaya, Mango oder Himbeeren,

Haselnüsse, Cashew- und Erdnüsse. Auch Kartoffeln und Reis, Milch, Parmesan, Emmentaler und Edamer, Sojaprodukte, Haferflocken und Eier sind voll davon.

Tryptophan ist übrigens auch für den Schlaf sehr wichtig. Weil Tryptophan in Verbindung mit Kohlenhydraten auch sehr schlaffördernd wirkt, ist die heiße Milch mit Honig das altbekannte Hausmittel zum Einschlafen. Die Zuckermoleküle des Honigs schleusen das Tryptophan der Milch nämlich durch die sogenannte Blut-Hirn-Schranke, also direkt ins Gehirn, wo daraus der Schlafbotenstoff Melatonin gebildet wird.

Unter den Früchten sind Ananas, Bananen und Pflaumen die Serotonin-Booster. Sie enthalten viel Tryptophan, die Früchte müssen nicht einmal frisch sein, auch Trockenfrüchte, beispielsweise getrocknete Datteln und Feigen, machen gute Laune. Neben Tryptophan enthalten sie auch viel Magnesium, das uns resistenter gegen Stress macht.

Wundermittel Omega-3-Fettsäuren

Die Medien überschlagen sich, längst haben Sie auch davon gehört: Omega-3-Fettsäuren sind der absolute Fitness- und Gesundheitshype. Man hat in Studien umfangreich bewiesen, dass das Gehirn konzentrierter und leistungsfähiger arbeitet, dass weniger Krebserkrankungen, weniger Diabetes und weniger Herzinfarkte auftreten. Anti-Aging-Wirkungen auf der zellulären Ebene füllen ebenso die Schlagzeilen wie die offenbar heilsame Wirkung bei Depressionen, ADHS und möglicherweise sogar bei Autismus.

Je mehr Fisch in einem Land verzehrt wird, desto seltener werden dort Depressionen festgestellt. Ernährungswissenschaftler machen dafür die im Fisch enthaltenen Omega-3-Fettsäuren verantwortlich, sowohl für die gute Laune als auch für beste

Gehirnleistungen. Die höchste Konzentration an Omega-3-Fettsäuren findet man in kalt gepresstem Leinöl und in Algenöl, wobei Letzteres meiner Erfahrung nach maximal ekelhaft schmeckt. Etwa so muss seinerzeit Lebertran geschmeckt haben, den viele unserer Urgroßeltern in ihrer Kindheit als gesunden Löffel täglich verabreicht bekamen. Aber auch Sardinen, Makrelen und Lachs gelten als Quelle von Omega-3-Fettsäuren, das Problem ist nur, dass man den Fisch dafür eher roh verzehren muss, denn Erhitzen zerstört die Omega-3-Fettsäuren leider sofort. Als besonders verlässliche Quelle funktioniert also definitiv Leinöl, dessen Eigengeschmack aber auch ein wenig kompensiert werden darf.

Chilis für Endorphine

Wussten Sie schon, dass auch richtig scharfes Essen Ihre Glücksbotenstoffe triggern kann? Streuen Sie doch einmal eine gute Portion Chilipulver über Ihr Mittagessen in der Kantine. Oder würzen Sie kräftig mit Sambal Oelek oder Tabasco. Wenn die Nase anfängt zu laufen, dürfte die Dosis stimmen, damit das Gehirn Endorphine liefert.

Wissen Sie, was das Gehirn nämlich glaubt, wenn es auf der Zunge und in der Kehle brennt?

»Alarm, Alarm, ich erleide eine Verbrennung, Hilfe! Betäuben!« Und dann liefert es das körpereigene Opiat Endorphin. Nutzen Sie also Peperoni und Co. als Ihre neue Droge für gute Stimmung.

Doch Vorsicht, sonst profitieren auch die Kollegen von Ihren Ernährungsstrategien in Form vergnügter Heiterkeitsausbrüche, während Sie gerade schniefend, keuchend und mit rot angelaufenem Gesicht Ihr Chili-Menü verzehren. Aber wer weiß – vielleicht eine Win-win-Situation für alle Beteiligten? Dann wechseln Sie sich doch dabei ab!

Konzentrationsfood: Polyphenole

Polyphenole machen tatsächlich klug! Das Wachstum der Hirnzellen wird durch Polyphenole über den Umweg verschiedener körpereigener Botenstoffe stimuliert.

Die Einnahme von Resveratrol machte gemäß renommierter Studien Mäuse fit und wirkte wie Gehirndoping, die Gehirnzellen vermehrten sich sogar! Resveratrol, nie gehört, wo gibt's denn das? In roten Trauben ist der Stoff vorhanden, und besonders konzentriert in Traubenkernen.

Also ein paar Gläschen Rotwein zur Arbeit? Nicht wirklich. Alkohol ist dem Wachstum neuer Nervenzellen abträglich, und die Konzentration fördert er bekanntlich auch nicht. Aber wer dunkle Trauben isst, roten Traubensaft trinkt oder ein Konzentrat von Resveratrol aus Traubenkernen als Nahrungsergänzungsmittel einnimmt (es heißt »OPC«), erhält ausschließlich diese positiven Auswirkungen der Weintrauben.

Eine Untergruppe solcher Polyphenole sind die Flavonoide. Lecker, konzentrationsfördernd und mit Anti-Aging-Wirkung ausgestattet! Diese finden sich nicht nur in den exotischen Gojibeeren, auch Blaubeeren, Brombeeren und Himbeeren sind prallvoll davon.

Neurowissenschaftler stellten übrigens fest, dass Mäuse, die mit Polyphenolen und Flavonoiden gedopt sind, um 30 Prozent bessere Gedächtnisleistung erzielten als die Normalfood-Kollegen.

Superfood Kurkuma

Als bestes Brain Food gilt auch Kurkuma.
Die pulverisierte Wurzelknolle Kurkuma enthält viele Vitamine, Mineralstoffe, Polyphenole und Flavonoide. Im Ayurveda wurde

Kurkuma schon seit Jahrtausenden verwendet, als Heilpflanze, zur Aktivierung bei Erschöpfungszuständen und für geistige Leistungsfähigkeit.

Sogar antientzündlich soll diese pflanzliche Wunderwaffe wirken. Die Weltgesundheitsorganisation WHO erwähnt Gelenk- und Rheumaschmerzen, aber auch Verdauungsprobleme und sämtliche Entzündungen im Körper als Anwendungsbereiche.

Neurogeneseforscher stellten fest, dass Kurkuma durch den hohen Gehalt an Polyphenolen und vielen weiteren heilsamen Stoffen wie ein »Power-Doping« für das Gehirn wirkt. Sogar gegen Migräne, gegen Depressionen und gegen Alzheimer wurden eine vorbeugende Wirkung sowie eine Linderung beobachtet.

Selbst das ist längst noch nicht alles, was der Wunderknolle an Wirkungen zugeschrieben wird. Kurkuma fördert die Bildung von Leberenzymen und hilft darüber der Leber, den Körper zu entgiften. Allgemein regt das Gewürz die Verdauung an und verstärkt die Produktion von Gallenflüssigkeit, was wiederum der Fettverdauung dient. Nicht nur das Abnehmen wird erleichtert, zudem hat Kurkuma auch noch eine appetithemmende Wirkung. Ein sahniges Kurkuma-Latte-Getränk vermindert Heißhungerattacken, regt den Stoffwechsel an und ist verdauungsfördernd.

Wer die heilsamen Wirkungen von Kurkuma intensiv nutzen möchte, rührt das goldgelbe Pulver mit Wasser an und erhitzt es. In den cremigen Brei gibt man dann etwa 5 Prozent schwarzen Pfeffer, das intensiviert die Kurkuma-Wirkungen. Zur besten Resorption benötigt man etwas Fett, damit der Körper Kurkuma gut aufnimmt. Also vermischt man diesen Brei dann mit etwas Milch, Sahne oder Mandelcreme. Ein Teelöffel täglich, eingerührt in Latte Macchiato, in eine Vorspeise oder sogar pur liefern beste Vitalisierungswirkung.

Junkfood lässt das Hirn schrumpfen

Kaum zu fassen, Tausende Menschen wurden von Ernährungswissenschaftlern ganze zehn Jahre lang untersucht, wobei das Ergebnis der internationalen Untersuchungen einheitlich ausfiel: Wer ausschließlich Fast Food konsumiert, drosselt seine Intelligenzleistungen und die Konzentrationsfähigkeit. Pommes, Chips und Pizza schwächen nach diesen Studien eindeutig das Kurzzeitgedächtnis. Damit noch nicht genug. Überwiegend Fast Food und Fertiggerichte zu essen führt obendrein zu gesundheitsschädlichem Übergewicht, darauf wären wir natürlich auch von selbst gekommen.

Schockierend allerdings: Tatsächlich lässt diese einseitige Ernährungsversion ganze Hirnregionen schrumpfen! Die sogenannte weiße Substanz zeigte bei den stark übergewichtigen Fast-Food-Konsumenten degenerative Veränderungen, die bei »Durchschnittsessern« erst acht bis zehn Jahre später zu beobachten waren.

Umgekehrt kamen die Ernährungswissenschaftler zu entgegengesetzten Schlussfolgerungen: Wer sich »mediterran« ernährt, also meistens frisches Gemüse, Früchte, Fisch und Vollkorn isst, hat nicht nur ein geringeres Risiko für Herz-Kreislauf-Erkrankungen, auch sein Gehirn bleibt mental leistungsfähiger. Diese Ernährungsform wirkt sogar der Erkrankung an Depressionen entgegen. In den mentalen Tests schnitten solche Vollwertkost-Esser so gut ab wie ungefähr acht Jahre jüngere Probanden, die sich ungesund ernährt hatten.

Darmfitness – Gehirnfitness

Was um alles in der Welt hat denn nun auch noch ausgerechnet der Darm mit einem Schreibtisch-Workout zu tun?

Mehr, als Sie glauben! Dem Darm kommt eine Schlüsselposition zu, für physische Fitness, für die Stimmung und – für die geistige Leistungsfähigkeit.

Aus Studien an Mäusen ist bekannt, dass der Darm über seine Mikroben mit dem Gehirn kommuniziert und damit neben vielen anderen Befindlichkeiten auch Stress- und Angstreaktionen beeinflusst. Die Darmflora übt einen unerwartet starken Einfluss auf unser Gehirn und darüber auch auf die Psyche aus.

Kein Wunder, der Darm hat ein Netz aus 100 Millionen Nervenzellen und ist mit einer Gesamtoberfläche von 300 bis 400 Quadratmetern unser mit Abstand größtes Organ. Manchmal wird der Darm sogar als »Bauchhirn« bezeichnet, und in der Tat ist er dem Gehirn neurochemisch sehr ähnlich.

Eines der verblüffendsten Studienergebnisse besagt, dass 90 Prozent der neuronalen Informationen zum Gehirn HINAUF geschickt werden und nur 10 Prozent vom Gehirn hinab in Bauch und Darm!

Vorsicht, wer sich leicht ekelt, sollte ab hier nicht mehr weiterlesen und zum nächsten Kapitel übergehen, denn das ist nichts für zarte Gemüter.

Für diesen erwähnten Informationstransfer ist nämlich das Mikrobiom im Darm verantwortlich, also die Bakterien, die sich dort tummeln und die neben vielen anderen Aktivitäten auch Stoffwechselhormone herstellen. Mithilfe dieser produzierten Neurotransmitter stellen die Darmbakterien eine rege Kommunikation mit dem Gehirn her, und diese verläuft vor allem über unseren Vagusnerv. Dieser kräftige Nervenstrang verläuft von oben bis unten und dient neben seinen anderen Funktionen obendrein dem Darm und auch anderen Organen als eine Art »LAN-Kabel« zum Gehirn.

Wenn wir beispielsweise verdorbenen Fisch gegessen haben, funkt das Konglomerat aus Darmbakterien, Magen- und Darmzellen mittels der Botenstoffe ein massives Alarmsignal über das »LAN-Kabel« Vagusnerv nach oben zum Gehirn: »Hilfe, wir werden alle vergiftet!«

Das Gehirn macht sofort die Notfallsituation klar: »Sofort alles erbrechen! Raus damit! Maximale Magenkontraktionen starten!«

Aber das ist nur die Spitze des Eisbergs.

Darmflora aus dem Lot – Psyche aus dem Lot? Zusammenhänge zwischen der Darmflora und dem psychischen Zustand eines Menschen bis hin zu Depressionen, Migräne, Schlafstörungen, Psychosen, Autismus oder Parkinson sind dokumentiert und werden weiterhin intensiv erforscht.

Unterhaltsam ist, dass die Ernährungs- und Neurowissenschaftler bei ihren Versuchsmäusen damit experimentieren, ihnen die Darmbakterien anderer Mäuse mit genau den entgegengesetzten Verhaltensmustern zu implantieren. Mutige Mäuse erhielten also das Mikrobiom ängstlicher Mäuse – und umgekehrt. Was geschah? Die furchtsamen Nager wurden durch die »Draufgänger-Darmflora« ihrer tollkühnen Kollegen aktiver und risikofreudiger! Die zuvor mutigen Mäuse wurden umgekehrt durch die Darmflora der ängstlichen Mäuse allesamt ängstlicher in ihren Reaktionen. Kaum zu fassen. Was wird die Medizin der Zukunft daraus machen?

Tatsächlich sind bei uns Menschen unvorstellbarerweise sogar insgesamt 1 bis 2 Kilo an Darmbakterien im Darm aktiv. Ja, das ist einerseits eklig, andererseits sorgt dieses Mikrobiom für unser funktionierendes Immunsystem, für Appetit oder Appetitlosigkeit, und nach den aktuellen Studien ganz erheblich für unsere geistige Verfassung! Aber bevor Sie nun Jagd auf den Stuhlgang von Hochseilartisten, Rennfahrern oder Feuerwehrmännern machen, dopen Sie Ihre Darmgesundheit und Ihr mutiges Selbstbewusstsein lieber durch Probiotika!

Falls Sie in Ihrem Leben oft Antibiotika nehmen mussten, könnte Ihr Mikrobiom dadurch langfristig lädiert sein. In diesem Fall kann man eine Kur mit Probiotika ausprobieren. Das entspricht einem Doping für Ihre Darmfitness, und davon profitieren Sie auf allen Ebenen.

Auf ganz einfache Art können wir das Mikrobiom selbstverständlich auch fördern, nämlich durch Ernährung. Spitzenreiter speziell für die Darmgesundheit sind fermentierte Lebensmittel wie beispielsweise rohes Sauerkraut oder Rohmilchkäse, sie bringen den Darm in Bestform. Wer zudem Gemüse und Vollwertnahrung zu sich nimmt, gleichzeitig den Zucker etwas reduziert, sorgt für optimale Darmgesundheit. Das Gehirn wird sich mit ausdauernder Konzentration, Motivation und guter Stimmung revanchieren!

Konkret: Als Schreibtisch-Workout empfiehlt es sich dazu, an manchen Tagen mal einen Kaffee durch ein Glas Sauerkrautsaft zu ersetzen und den Schokoriegel ab und zu mal gegen ein paar frische Möhren, Tomaten oder Paprika auszutauschen. Rohkost und auch Nüsse und Vollkornprodukte machen auf diesem indirekten Weg den Verstand fit.

Schreibtisch-Fitness-Toptipps

Schreibtisch-Fitness funktioniert also AUCH übers Essen!

Hier noch ein paar Insidertipps, wenn Sie Ihre Psyche maximal coachen möchten:

Probiotika, die vor allem den Lactobacillus rhamnosus enthalten, machen erwiesenermaßen gute Laune! Das haben Wissenschaftler nämlich genau diesem Bazillus nachgewiesen, man schreibt ihm eine antidepressive Wirkung zu. Diese Wunderbazille kann aber noch mehr. Wissenschaftler fanden bei deren Vorhandensein positive Veränderungen der Rezeptoren für den Neurotransmitter GABA im Gehirn. Und was macht GABA?

Die **Gamma-Aminobuttersäure** ist ein Neurotransmitter mit angstlösender Wirkung! Also ein echtes Anti-Stress-Therapeutikum. Der Körper produziert diesen Eiweißstoff im Darm, im zentralen Nervensystem, in der Bauchspeicheldrüse und im Gehirn. Er dient uns als natürlicher Tranquilizer und wirkt beruhigend auf das Nervensystem. GABA ist entspannend für die Psyche und auch für die Muskeln. Dieser Botenstoff behebt also Reizüberflutungsstress. Innere Unruhe oder Schlafstörungen können mit diesem Botenstoff natürlich behoben werden, wenn bei Patienten mit diesen Symptomen ein zu niedriger GABA-Spiegel festgestellt wurde.

Unter der Kooperation des Lactobacillus rhamnosus wird genug GABA produziert, ansonsten findet sich dieser Stoff auch in grünem Tee, Nüssen, Bananen, Linsen, Hafer, Vollkornprodukten und in Gemüse wie Brokkoli und Spinat sowie in Heilbutt.

Für die Nervenbündel unter uns gibt es noch zwei weitere körpereigene Topsubstanzen, die der Körper ausreichend liefern muss, damit wieder innere Ruhe einkehrt.

GABA hat nämlich zwei Komplizen, die ebenfalls für mentale Bestform sorgen: zum einen die essenzielle Lipidverbindung **Phosphatidylserin** und zum anderen die schwefelhaltige Aminosäure **Methionin**. Dieses Trio sorgt für beste Hirnfunktionen und für innere Gelassenheit und Belastbarkeit. Methionin wirkt nicht nur im Gehirn, es gilt zudem als entzündungshemmend und kann der Arthrose und dem Gelenkknorpelabbau entgegenwirken. Methionin ist in Paranüssen, Fisch und Eiern enthalten.

Phosphatidylserin findet sich vor allem in Innereien, Hering und Makrele. Als Nahrungsergänzungsmittel wird Phosphatidylserin aus Soja gewonnen.

Für die Förderung der guten Darmbakterien gilt: Je weniger verarbeitet die Lebensmittel sind, desto gesünder. Insbesondere Rohkost »schrubbt« den Darm sauber von Darmpilzen und lässt unsere guten Helferbakterien gedeihen.

Das Best-of bieten milchsauer vergorene oder fermentierte Lebensmittel wie zum Beispiel rohes Sauerkraut. Ungekocht und frisch verzehrt, fördert gerade das kalorienarme und Vitamin-C-haltige Sauerkraut die gesunde Darmflora wie kein anderes Lebensmittel und tötet gleichzeitig krankheitserregende Keime im Darm ab!

Reduzieren Sie ansonsten Zucker ein bisschen, denn alle Arten von Zucker nähren die »schlechten« Darmbakterien. Auch zu viel Weißmehl päppelt jene Bakterien.

Hier folgen die besten Delikatessen für Ihr Gehirn – während es am Schreibtisch Hochleistungen vollbringt, liebt es vor allen Dingen:

Sauerstoff natürlich! Wie schon bei den Atemtechniken erwähnt, überleben wir Wochen ohne Essen und Tage ohne Trinken, aber nur Minuten ohne Sauerstoff. Unser Denkorgan verbraucht fast 40 Prozent des insgesamt aufgenommenen Sauerstoffs! Für beste Konzentration sorgen Sie also für frische Luft und lüften regelmäßig. Praktizieren Sie zwischendurch mal eine energetisierende Atemtechnik!

Wasser ist Ihr zweitwichtigstes Brain Food. Das Gehirn braucht H_2O für seine Funktion, und Flüssigkeitsmangel kann Müdigkeit und Konzentrationsstörungen, sogar Kopfschmerzen verursachen. Bekanntlich empfiehlt es sich, rund zwei Liter Wasser täglich zu trinken.

Ausgeschlafen am Arbeitsplatz zu erscheinen, liefert vitale Energie auf allen Ebenen. Ein längerfristiges Schlafdefizit hingegen erhöht den Cortisolgehalt, und Cortisol schränkt das Gedächtnis und die Leistungsfähigkeit des Gehirns ein, macht reizbar und unruhig.

Omega-3-Fettsäuren wie beispielsweise in kalt gepressten Ölen, Nüssen und Leinsaat nähren Ihr Gehirn bestens. Nüsse und Camembert enthalten zudem wertvolle Aminosäuren.

Walnüsse liefern ebenfalls diese Omega-3-Fettsäuren und zusätzlich besonders viel Cholin, einen wichtigen Nervenbotenstoff, und viele B-Vitamine, was die Synapsenaktivität anregt. Sie kennen doch »Studentenfutter«. Walnüsse in Verbindung mit dem Fruchtzucker von Trockenpflaumen oder Datteln machen nicht nur augenblicklich fit für Prüfungen, sondern auch für manchmal nötige Überstunden.

Soja enthält, wie Walnüsse, viel Cholin. Wenn das Gehirn direkt entscheiden könnte, würde es diesen Botenstoff als einen seiner Lieblingsleckereien nennen. Der Körper erzeugt Cholin auch selbst aus Lezithin, das vor allem in Eigelb und Nüssen vorkommt. Neben Cholin enthalten Sojaprodukte, insbesondere auch Tofu, obendrein viele Phytoöstrogene. Diese regen das Gehirn an und beschleunigen den »Funkverkehr« zwischen den Gehirnzellen.

Polyphenole und Flavonoide. »Gib mir doch bitte mehr von diesen köstlichen Polyphenolen und Flavonoiden!«, würde das Gehirn betteln. Wie erwähnt, finden diese sich vor allem in Traubenkernen sowie in blauen und roten Beeren und in Kurkuma.

Chlorophyll, der Blattfarbstoff, bindet Sauerstoff lange im Gehirn. Vorhanden ist er in allem Grünen: in grünen Bohnen, Grünkohl, Brokkoli, Algen, Spinat und Salat. Chlorophyll-Booster sind Chlorella- oder Spirulina-Algen, als Nahrungsergänzungsmittel in Tablettenform erhältlich.

Schokolade. Good News für Naschkatzen! Schokolade ist auch hervorragend fürs Gedächtnis und vermindert Stress! Für gute Laune und Entspannung sorgen die schokoeigenen »Drogen« Theobromin, Phenylalanin und Tryptophan.

Pure(!) Kohlenhydrate. Die besten aller puren Kohlenhydrate finden sich in Haferflocken. Sie enthalten ausgesprochen viele B-Vitamine und komplexe Kohlenhydratverbindungen, die lange satt machen und dem Gehirn langfristig Energie sichern.

Für eine derart reichhaltige Ernährung revanchiert sich Ihr Denkorgan mit guten Botenstoffcocktails und ausgezeichneter Gedächtnisleistung.

Ausdauersport

Was ist mit Stress, Spannung, Aggression? Bringen Sie auch manchmal unliebsame Zustände von der Arbeit mit nach Hause?

Wenn ja, dann reagieren Sie diese ab! Sonst setzt sich der mitgebrachte Stress in Ihrem Körper und in Ihrer Seele als Verspannung fest. Durch Sportarten wie Tennis, Squash oder Badminton entledigen Sie sich jeglichen Ärgers schnellstens. Auch mit Joggen, Radeln, Schwimmen und Reiten können Sie Verspannung und Druck umgehend loswerden.

Selbst extrem starke Emotionen und Aggressionen kann man über sportliche Anstrengung auflösen. Wenn Sie mit Wut im Bauch Ihre Sportart so intensiv betreiben, bis Sie wirklich nicht mehr können, total erschöpft und völlig außer Atem sind ... an dem Punkt ist keinerlei Aggression mehr übrig. Wetten? Die Ärger- und Stresshormone sind abgebaut, zumindest bis zum nächsten Mal.

Sport hebt sowieso generell die Stimmung, vermindert Ängste, stärkt das Selbstvertrauen und hilft, zur Ruhe zu kommen. Damit haben Sie außerdem Sauerstoff aufgetankt und so viel Spannung abgebaut, dass Sie besser schlafen werden. Die besten Voraussetzungen also, um am nächsten Morgen einen erfolgreichen Bürotag anzugehen!

Weshalb erzeugt Sport gute Laune? Weil sich die Hirnaktivität maßgeblich verändert, im präfrontalen Kortex (Stirnhirn) sinkt sie. Heißt: Grübeln, Nachdenken, Sorgen oder Ärger treten in den Hintergrund, denn die neuronalen Ressourcen werden jetzt in einem anderen, weiter hinten gelegenen Hirnareal benötigt. Und zwar in dem Kortexareal, das für Bewegungssteuerung und Körperwahrnehmung zuständig ist. Das macht einen klaren Kopf, das Nachdenken hört weitgehend auf.

Jeder, der regelmäßig in die Joggingschuhe steigt und sein Pensum läuft, kennt das gute Gefühl, das dabei oft entsteht, das sogenannte Runner's High.

Die Ursache der stimmungsaufhellenden Wirkung von regelmäßigem Sport wurde von US-Forschern bei Mäusen entdeckt. Der Körper produzierte bei bewegungsaktiven Mäusen ein wirksames Antidepressivum, und zwar das Neuropeptid VGF, ein Gen, das sich auf die Zellfunktionen auswirkt. Man vermutet daher, dass VGF auch bei Menschen für die stimmungsverbessernde Wirkung verantwortlich ist.

Hinzu kommt der Abbau des Stressbotenstoffs Cortisol. Stattdessen fließt Dopamin, der Stoff, der uns motiviert und aktiviert. Worauf warten Sie noch? Packen Sie Ihre Sportschuhe aus!

Faktor Schlaf – Ihr Coaching für Fitness und Energie

Der Arbeitsalltag kann einem bekanntlich manchmal den letzten Nerv rauben. Man ärgert sich über einen Kollegen, steht unter Zeitdruck und hat auch privat schon genug Sorgen. Vielleicht ist der Vater erkrankt, daher muss der Urlaub gecancelt werden, nebenan ständig Baustellenlärm und obendrein ist die Waschmaschine kaputt. Mal wieder alles gleichzeitig, ausgerechnet. Solche Dinge kennen wir alle, und dafür braucht es gute Nerven, Optimismus und vor allem guten, tiefen Schlaf, um mit den Widrigkeiten fertigzuwerden.

Tja, Pustekuchen. Genau der Schlaf ist der erste Faktor, der dann streikt. Guter Schlaf braucht eben Seelenfrieden, eine Binsenweisheit.

Aber erst, wenn wir immer wieder allzu lange brauchen, um einzuschlafen, und dann auch noch mitten in der Nacht aufwachen und grübeln, merken wir, dass etwas aus der Balance ist. Und je dringlicher man einschlafen muss und will, desto weniger gelingt das. »Du liebe Güte, schon halb vier morgens. Jetzt hab ich nur noch drei Stunden bis zum Aufstehen. Ich muss schleunigst einschlafen!«

Was selbstverständlich nicht gelingt und dazu führt, dass man um zehn nach vier wieder auf den Wecker starrt und richtig entnervt ist. Auch um Viertel vor fünf ist man noch wach. Wie soll man bloß das Tagespensum erledigen? Irgendwann gegen sechs ist man doch noch in den Schlaf gefallen und wird gleich darauf schon wieder vom unbarmherzigen Weckerklingeln aus dem Tiefschlaf gerissen. Schlafen wird darüber auch noch zum Stress, und damit hat man einen perfekten Teufelskreis angezettelt.

Zur Vitalität und Fitness im Job ist guter Schlaf eine unersetzliche Voraussetzung. Schlaf dient nicht nur einem Zweck. Tatsächlich optimiert Schlaf etliche Faktoren – angefangen bei der Stärkung des Immunsystems über die Fähigkeit zu lernen und uns etwas zu merken, über das hormonelle Gleichgewicht aller Botenstoffe bis hin zur emotionalen und psychischen Gesundheit. Außerdem wird das Gehirn im Schlaf von toxischen Proteinabfällen »gereinigt«.

Einer Studie der DAK zufolge leidet jeder zehnte Arbeitnehmer an sehr gravierenden Schlafstörungen. Zudem fühlen sich 80 Prozent der befragten Beschäftigten von Schlafproblemen betroffen, hochgerechnet sind das etwa 34 Millionen Menschen in Deutschland, Tendenz steigend.

Dabei ist guter Schlaf eine komplexe Wissenschaft für sich. Die Schlaflabore haben heutzutage monatelange Wartezeiten, der Verkauf von Schlafmitteln boomt. Beide Optionen liefern häufig längst nicht den erwünschten und gesunden Tiefschlaf, denn dieser entspringt nur einer gesunden und ausgeglichenen Psyche, und die kann ein Schlaflabor leider nicht liefern. Ebenso wenig Schlaftabletten, die höchstens eine Übergangslösung darstellen sollten. Es hilft alles nichts, wir müssen uns ausgiebiger mit uns selbst beschäftigen und uns wirklich von innen heraus harmonisieren.

Nochmals zum Hirnstoffwechsel und zu den Neurotransmittern: Adrenalin und Cortisol senken den für guten Schlaf erforderlichen Serotoninspiegel. Entspannung, Meditation, Yoga oder einfach nur liebevolle Gedanken (siehe Freundlichkeitsmeditation) liefern einen wohltuenden, schlaffördernden Serotoninkick.

Wichtig ist, Ärger, Sorgen und Ängste so bald wie möglich loszulassen und Entspannung zu kultivieren. Auch die anderen angenehmen Wohlfühlstoffe werden durch Entspannung und durch positive, angenehme Gedanken gefördert, Gedanken, die freundlich und kooperativ sind.

Wenn wir es schaffen, mehr Serotonin und Oxytocin als Adrenalin und Cortisol im Körper zirkulieren zu lassen, kann der Teufelskreis von Stress und Schlafproblemen erfolgreich durchbrochen werden.

Schlafen wie ein Murmeltier, statt wach zu liegen und zu grübeln

Hier ein paar Tipps für besseren Schlaf. Als Erstes hilft ein Notizheft, um Stressthemen vor dem Schlafengehen zu »bannen«. Wenn Sie auch, wie Millionen Zeitgenossen, unter Schlafproblemen leiden, probieren Sie es doch mal mit einem abendlichen »Seelenfrieden-Notizbuch«.

Praxis:
Abendliches »Seelenfrieden-Notizbuch«

1. ***Tagesstress.*** *Zunächst kann man mit wenigen Worten darin den Stress des Tages buchstäblich aus-drücken und dem Papier überlassen.*
2. ***To-do-Liste.*** *Notieren Sie mit ein paar Stichworten, was am nächsten Tag wichtig ist und was Sie erledigen möchten. Damit sind auch diese Punkte auf Papier gebannt und müssen nicht noch im Bett durchgrübelt werden.*
3. ***Emotionen.*** *Schreiben Sie genauso kurz und knapp auf, ob es irgendetwas gibt, das Sie emotional noch beschäftigt, sorgt oder ärgert. Aufgeschrieben ist auch das auf das Stück Papier gebannt.*
4. ***Dankbarkeit.*** *Erinnern Sie sich an fünf Faktoren, für die Sie dankbar sind.*
5. ***Highlights.*** *Last, not least sollten hier abschließend auch die kleinsten positiven Events des Tages notiert werden.*

Das Ganze dauert keine 5 Minuten, aber Sie kommen dadurch psychisch mehr zur Ruhe als durch stundenlange Ablenkung. Denn das, wovon Sie sich abgelenkt haben, taucht gern beim Einschlafen oder beim nächtlichen Aufwachen wieder auf. Wenn es aber in Ihrem abendlichen Notizbuch steht, ist es fixiert und abgeladen, Ihr Gehirn kann es loslassen und auf später verschieben. Außerdem sind Sie mit den Punkten 4 und 5 mental positiv eingestimmt, was den guten Schlaf fördert.

Schlafhygiene-Tipps

Zu vermeiden:

- eine Schlafzimmertemperatur über 20 Grad,
- Lärm, Unruhe,
- abendliche PC-Tätigkeit,
- Streit, Aufregung,
- helles Licht,
- viel Alkohol,
- wenn Sie empfindlich sind, Kaffee nach 13 Uhr.
- nachts auf den Wecker schauen.

Einschlaftricks

Trick Nummer 1: Vor allem Hundebesitzer kennen die beruhigende Wirkung eines kurzen, späten Abendspaziergangs. Alternativ nutzt eine Joggingrunde oder sonstiger Sport, gleich nach der Arbeit.

Trick Nummer 2: Ein Beruhigungstee oder die berühmte warme Milch mit Honig.

Trick Nummer 3: Gut geeignet für nervöse Naturen: Johanniskrautkapseln oder Baldrian einnehmen.

Trick Nummer 4: Im Bad beim Zähneputzen ruhige klassische Musik hören, unbedingt bei gedämpftem Licht!

Trick Nummer 5: Nach einem wohligen, nicht zu heißen Bad im Kerzenschein in ein frisch gemachtes Bett zu schlüpfen fühlt sich friedlich, gemütlich und wohltuend an.

Trick Nummer 6: Einen duftenden Beutel mit Lavendel neben das Kopfkissen legen.

Trick Nummer 7: Sehr wirksam – lesen Sie in einem *langweiligen(!)* Buch, unbedingt bei dämmrigem Licht.

Trick Nummer 8: Zählen Sie Ihre Atemzüge rückwärts, von 30 bis 0. Mehrmals hintereinander.

Der originellste Tipp, den ich als Einschlafhilfe gehört habe, ist, vor dem Schlafengehen ein Glas lauwarmes(!) Bier zu trinken. Na ja ... wenn es hilft?!

Um wohlig zu entspannen, können Sie abends auch das autogene Training einsetzen oder jede andere Entspannungsmethode, die Sie zum Buch auch als Audio-Versionen finden. Das wirkt ähnlich hilfreich wie die einfache Zentrierung im Atem.

Wer die Tiefenentspannungsvisualisierungen mag, findet hier gleich mehrere hintereinander, die nicht nur für guten Schlaf, sondern auch für schöne Träume sorgen. Und das ganz bequem auch als Audio-Version.

Selbstverständlich sind diese Bildmeditationen auch hervorragend geeignet, um sich tagsüber schnell und tief zu entspannen, sich zu regenerieren und wieder einen klaren Kopf zu bekommen. Wenn Sie nach einer solchen tief entspannenden Visualisierung aber wieder aktiv werden möchten, ist es wichtig, den Körper und den Kreislauf danach kräftig zu aktivieren! Bringen Sie den Stoffwechsel energisch wieder auf Trab, sonst fühlen Sie sich danach benommen.

Hier zum besten Einschlafen eine tiefenentspannende Atemmeditation. Sie können sich davon warm und wohlig in die friedlichen Sphären des Schlafes tragen lassen. Der Atem wird dabei ganz passiv erlebt, man vertraut sich dem eigenen Atem an und lässt sich vom wiegenden Atemrhythmus in tiefe Entspannung leiten.

Einschlaf-Audio-Dateien

Audio-Datei 20: Tiefenentspannung in der wiegenden Atmung

Ich lasse meine Schultern locker. Und atme langsam und tief auf. Mein Bauch ist weich und gelöst. Warm und friedlich versinke ich in mich selbst. Ich lausche auf das leise Geräusch meines Atems. In der wohligen Ruhe genieße ich es, die Wärme meines Körpers zu spüren.

Mein Gesicht ist entspannt, die Stirn frisch und kühl.

In mir entsteht das Gefühl eines Lächelns, in dem sich die Reste von Anspannung auflösen.

Ich stelle mir vor, auf einer großen, dicken Luftmatratze zu liegen und auf dem sonnendurchstrahlten Meer, ganz nahe am Ufer, zu treiben.

Ganz passiv spüre ich, wie mein Körper von der weichen Luftmatratze sicher getragen wird, und ich fühle mich schwebend frei und gelöst.

Die Sonne durchwärmt meinen Körper. Besonders mein Bauchraum ist strömend warm.

Hin und wieder streicht eine erfrischende, kühle Brise über mein Gesicht.

Ich schaue hinauf in den leuchtend blauen Himmel in seiner klaren Weite und atme ganz frei und gelöst.

Mein Atem ist eins mit dem Rhythmus der schimmernden Meereswellen.

Mit jedem Einatmen fühle ich mich von einer weichen Welle sanft und langsam emporgehoben …
Und mit jedem Ausatmen gleite ich weich in ein Wellental.
Ich genieße es, von den Wellen meines Atems gewiegt zu werden.
Ich fühle mich vollkommen geborgen in mir selbst, während mein Atem mich sanft und friedlich wiegt.

Audio-Datei 21:
Visualisierung »Bad im Bergsee«

Ich sitze locker und entspannt. Alle Spannung löst sich auf. Ich ruhe in mir selbst und lasse meine Fantasie ein bisschen spielen.
Ich habe Ferien und bin unterwegs zu einem Bergsee, der auf einem bewaldeten Hochplateau liegt. Der staubige Weg schlängelt sich zwischen Büschen und Sträuchern den Berg hinauf, und ich rieche den würzigen Duft von Thymian und anderen Kräutern.
Die Mittagssonne hat mich erhitzt, ich bin angestrengt und durstig, und der Rucksack drückt auf meine Schultern. Ich freue mich schon auf meinen Erholungsplatz am See und wandere mit entschlossenen Schritten weiter bergan.
Angekommen.
Aufatmend lasse ich den schweren Rucksack von den Schultern gleiten und fühle mich leicht und befreit.
Mit wenigen Handgriffen baue ich mein kleines Zelt zwischen zwei Zypressen auf und breite meine Sachen darin aus.
Ich lasse mich am Ufer nieder und spüre den sanften Wind, der über mein Gesicht streicht. Durstig leere ich meine Trinkflasche. Dann fülle ich sie mit dem klaren Wasser des türkisfarbenen Sees auf.
Die Schönheit und die wohltuende Stille hier belohnen mich für die anstrengende Wanderung. Ruhig betrachte ich den blau schimmernden, von Zypressen und anderen Bäumen sowie von Blumen eingerahmten See.

Friedlich und schön erhebt sich der kristallklare Bergsee über die weite, dunstige Landschaft und scheint mit dem Himmel zu verschmelzen, dessen Blau er widerspiegelt.
Golden leuchtend steht die Nachmittagssonne über dem See. Die Sonnenstrahlen scheinen in die Tiefe des klaren Wassers hinein. Ich lege die Kleidung ab, um ein Bad zu nehmen.
Immer noch warm und erhitzt vom Aufstieg gleite ich in das erfrischende Wasser. Es kommt mir vor, als würde ich in flüssiges Licht eintauchen. Seidig umfließt das Wasser meinen Körper und schimmert wie flüssiges Gold.
Ich tauche immer wieder in das sonnendurchstrahlte Wasser ein, schwimme und lasse mich dann einfach entspannt treiben.
Das funkelnde klare Wasser belebt mich.
Ich kann kaum genug bekommen von der Frische des leuchtenden Wassers und tauche kurz unter. Neue Lebenskraft lädt all meine Zellen mit Energie auf.
Mit den letzten Sonnenstrahlen verlasse ich den See wieder und fühle mich erfrischt und gereinigt.
Am Ufer habe ich flauschige Badetücher bereitgelegt, in die ich mich nun hülle.
Der Himmel leuchtet orange und rosa.
Verwandelt vom Abendlicht, spiegelt der See nun das Leuchten des Abendhimmels wider.
Mein Blick schweift über die weite, grüne Landschaft.
Die Klarheit und Stille des Bergsees erfüllten mich mit tiefem Frieden. Ich bin ruhig und glücklich.
Mit dieser Zufriedenheit komme ich mit den Gedanken zurück in die Situation hier.
Ich fühle mich erholt und erfrischt.

Audio-Datei 22: Tiefenentspannungsvisualisierung »Südseetraum«

Ich lasse meine Schultern locker und entspanne mich. Langsam und tief atme ich auf.
Mein Bauch ist weich und gelöst. Warm und friedlich versinke ich in mir selbst.
Ich lausche auf das leise Geräusch meines Atems.
In der wohligen Ruhe genieße ich es, die Wärme meines Körpers zu spüren. Mein Gesicht ist entspannt, die Stirn frisch und kühl.
In mir entsteht das Gefühl eines Lächelns, in dem sich die Reste von Anspannung auflösen.
Ich erlaube mir, einem schönen Tagtraum zu folgen ... Und gehe an einem Südseestrand entlang.
Unter meinen sonnengebräunten Füßen spüre ich den weißen Sand. Weich massiert er meine Fußsohlen.
Es ist noch früh am Morgen und ich bin unterwegs zu meiner Lieblingspalme.
Die Sonne durchwärmt mich sanft und angenehm.
Ein leichter, erfrischender Wind weht über mein Gesicht.
Leise plätschernd rollen die kleinen Brandungswellen auf den Sand.
Palmen säumen meinen schönen Südseestrand. Dazwischen wachsen smaragdgrüne tropische Pflanzen mit roten und rosafarbenen Blüten. Eine dieser Blüten leuchtet besonders schön, und ich gehe ganz nahe an sie heran, um sie anzuschauen. Ein wundervoller exotischer Duft steigt mir in die Nase, und genussvoll atme ich diesen Geruch ein.
Nun wandere ich zur sanft plätschernden Brandung hinunter und lasse meine Füße vom klaren Meerwasser umspülen.
Ich schaue ins klare Wasser. Die Südseewellen lassen schimmernde Lichtreflexe auf dem weißen Meeresboden tanzen.
Das Wasser leuchtet Türkis und hebt sich vom strahlenden, tiefblauen Himmel ab.

Von der Sonne durchwärmt, nehme ich ein Bad. Herrlich erfrischend umgibt mich das leuchtende Wasser und ich tauche ganz darin ein.
Wenn ich unter Wasser die Augen öffne, sehe ich die hellen Lichtreflexe auf dem Meeresboden. Rings um mich herum nur strahlendes, leuchtendes Türkis.
Immer wieder tauche ich unter und atme glitzernde Luftbläschen aus, die an meinem Körper entlangprickeln. Wie Champagnerbläschen perlen sie nach oben.
Über mir bricht sich das Sonnenlicht gleißend auf den Wellen.
Ich schwimme wieder ans Ufer. Erfrischt tauche ich aus dem klaren Meerwasser auf. Salzige Tropfen perlen über meine Haut.
Jetzt möchte ich mich unter meiner Lieblingspalme niederlassen und gehe über den warmen Sand zu den Palmen.
Am Strand finde ich eine große, weiße Muschel. Ich hebe sie auf und nehme sie mit.
Ich fühle mich, als sei ich durch und durch gereinigt und durchgespült. Entspannt lasse ich mich unter der Palme nieder und betrachte die tropische Muschel. Ich halte sie ans Ohr und lausche dem leisen Rauschen darin, dem Echo der Brandung.
Die Sonne durchwärmt mich. Ich bin wohlig warm.
Zufrieden genieße ich die Schönheit der Südsee, die mich umgibt.
Sonnige Wärme und das Gefühl tiefer Zufriedenheit erfüllen mich, und ich bin wunschlos glücklich.

RESET im Büroalltag

Kurzversion: »Zentrierung am Schreibtisch«

Für den normalen Alltag braucht es etwas, das kurz und effizient für Sie ist. Hier noch eine Kurzversion für Ihre Zentrierung am Schreibtisch, sobald Sie mit verschiedenen Übungen vertraut sind.

Sie gehen gelegentlich bloß die folgende Checkliste durch und ruhen damit sofort wieder in sich selbst.

Praxis:
Zentrierung am Schreibtisch

- *»Bin ich verspannt oder entspannt?«*
- *Ich entspanne meinen Bauch und den Solarplexus durch ruhige Bauchatmung.*
- *Ich nehme meinen Körper wahr, seine Haltung und seine Bewegungen.*
- *Ich beachte und höre meinen Atem.*
- *Ich beobachte mein Tun und Handeln. Ich finde mich im Tun.*
- *Ich nehme mein Dasein, meine Präsenz, intensiv wahr.*
- *Ich nehme die anderen um mich herum liebevoll und mit Sympathie wahr.*

Ich gehe wieder an die Arbeit und lausche vorher noch kurz auf die Geräusche meiner Umgebung. Dann achte ich vor allem auf die Geräusche meines Atems, meines Tuns und meiner Bewegungen.

Stress-out!

Hier folgt eine Kompaktversion für den Fall anstrengender Konferenzen und während eines mal wieder viel zu hohen Leistungsdrucks.

Das Zaubertool Atem-Affirmation entspannt, klärt, stärkt und harmonisiert Sie durch die wohltuenden Formeln und das Gewahrsein des eigenen Atems. Wo Sie auch sein mögen, Sie finden Ihr inneres Gleichgewicht wieder, zentrieren sich und verbessern Ihre Laune sofort.

Praxis:
Stress-out!

Ich sitze bequem und lasse die Schultern locker. Entspanne meine Stirn und Augenpartie. Mein Bauch ist weich und gelöst, sodass sich die Bauchdecke mit jedem Atemzug hebt und senkt.

Deutlich nehme ich meinen Rücken und Hinterkopf wahr.

Drei stärkende Atem-Affirmationen gehen mir nacheinander immer wieder, mit jedem Atemzug durch den Kopf.

»Ich bin ... gelassen.«
»Ich bin ... kraftvoll.«
»Ich bin ... selbstbewusst.«

Auf einen Blick	
Einatmen	**Ausatmen**
»Ich bin ...	*... gelassen*
»Ich bin ...	*... kraftvoll*
»Ich bin ...	*... selbstbewusst.*

Selbstverständlich können Sie auch andere Affirmationen mit dem Atem kombinieren. Seien Sie kreativ und »atmen« Sie Ihre individuelle Wohlfühlformel!

Auf jeden Fall gehört diese Kombination – Affirmation mit dem Atem – zu den am schnellsten wirkenden Tools. Mit ein bisschen Übung funktioniert sie sofort, immer und überall, bei Stress, in Konferenzen, am Schreibtisch, an der roten Ampel.

Kombinationen für das Anti-Stress-Workout im Büro

Mittlerweile verfügen Sie über ein großes Repertoire an Möglichkeiten, etwas für Ihre Wellness und Entspannung zu tun, und diese Fülle erzeugt vielleicht die Qual der Wahl. Was soll ich auswählen? Was kann ich kombinieren?

Hier folgen ein paar Workout-Beispiele, die gut ineinandergreifen. Eine Kombination aus Dehnung oder Akupressur, zusammen mit Atmung und meditativer Tiefenentspannung oder Zentrierung regeneriert Sie am besten.

Ihr Reset im Büroalltag besteht aus zwei bis drei Methoden. Eine Sequenz kann zwischen 2 Minuten und 15 Minuten dauern, je nach Ihrer Lust und Zeit.

Sequenz I
2 Minuten Tiefenentspannung, Kurzform S. 63
Präsenz im JETZT S. 184

Sequenz II
Yoga-Stretchings für Nacken, Schultern und Rücken 1 bis 15 S. 39-45
Praxis Atemzentrierung S. 82

Sequenz III
Anti-Stress-Akupressur S. 55-57
10 Minuten Tiefenentspannung intensiv S. 64

Sequenz IV
Powerhouse aktivieren S. 155
Atem-Affirmation am Schreibtisch: Sonniges Wohlbehagen in sich selbst finden S. 191

Sequenz V
Atem wahrnehmen S. 83
Visuelle Meditation für Gelassenheit und Ruhe: »Am Fluss« S. 73

Sequenz VI
Energieatmung S. 86
Praxis – Zentrierung S. 194

Sequenz VII
»Kugelsitz« mit Tiefatmung S. 47
Praxis der positiven Emotionen S. 223

Sequenz VIII
Autogenes Training – 5-Minuten-Power-Version S. 67
Visualisierung »Idealselbst im Job« S. 120

Sequenz IX
Bewegung, die psychischen Stress löst S. 62
Zentrierung in der Solarplexus-Atmung S. 173

Sequenz X
Zentrierung durch bewusstes Hören S. 180
5 Minuten Atemyoga S. 80
Affirmationen zur Zentrierung im SEIN S. 192

Sequenz XI
Relaxen im Bürostuhl S. 60
Gelassenheitsvisualisierung »Fels in der Brandung« S. 69

Sequenz XII
Yoga-Stretchings im Bürostuhl S. 39
Praxis der Atemzentrierung S. 169

Sequenz XIII
Achtsamkeitsbasierter Körperscan S. 109
Atem-Affirmation Beispiel 1 und 2 S. 190

Hier können Sie Ihre persönlichen Lieblingssequenzen notieren:

Meine Sequenz I

____

____

Meine Sequenz II

____

____

Meine Sequenz III

____

____

Man kann immer die gleiche Sequenz machen, man kann aber auch jedes Mal wechseln, ganz nach Lust und Laune. Jede Kombination bietet Ihnen eine kurze wohltuende Regeneration für den Körper, erfrischt Sie mental und schenkt Ihnen einen Reset für den Alltagsstress im Büro.

Gruppen-Workout mit den Kollegen

Haben Sie nicht Lust, Ihre Kollegen zu integrieren und vielleicht einmal in der Woche ein Schreibtisch-Workout für andere Interessierte zu leiten? Die oben genannten Sequenzen passen dafür bestens! Auf eine Viertelstunde gemeinsame Regeneration und Wellness haben vielleicht noch mehr in Ihrem Betrieb Lust. Animieren Sie Ihre Kollegen, ein paar Minuten Entspannung und Erholung mit Ihnen zusammen zu praktizieren. Oder fragen Sie den Chef, ob er Ihnen zweimal in der Woche eine Viertelstunde für die allgemeine Wellnesspraxis im Büro genehmigt (und sogar mitmacht?!).

Gemeinsames Praktizieren tut nicht nur gut, es verbindet, stärkt den Teamgeist und verbessert definitiv das Betriebsklima!

Für den Einstieg in Ihre Praxis – ob allein oder im Team – probieren Sie die oben genannten Beispiele in der Praxis aus und finden Sie gemeinsame Lieblingssequenzen heraus.

Ich freue mich, wenn Sie mir Ihre Erfahrungen dazu, Ihre Lieblingsmethoden und vielleicht auch Ihre individuelle Strategie im Alltag, um Ärger und Stress schnellstens abzuschütteln, mailen! gabriele.rossbach@gmx.de

Zum Schluss

Abschließend möchte ich Sie ermutigen, nach Ihren ersten »Zentrierungserfolgen« am Ball zu bleiben, denn die anwachsende Lebensfreude und das zunehmende Präsenzgefühl sind unbegrenzt.

Jede Minute davon ist für Sie gut investierte Wohlfühlzeit, und wenn es manchmal auch nur 1 Minute des bewussten Atmens ist.

Die Praxis der Zentrierung ist eine enorm effiziente Methode, sozusagen ein »Best-of«, und zwar vor dem Hintergrund, dass wir von Natur aus mit einem klaren und fröhlichen Lebensgrundgefühl ausgestattet sind. Deshalb ist die Präsenz und Ich-Kraft auch genauso leicht zu verwirklichen wie eine gut gelaunte Grundstimmung, denn beides entspricht dem natürlichen Zustand unseres Geistes. Wir brauchen diesen Urzustand daher bloß zu reaktivieren oder, besser gesagt, wieder zu *enthüllen,* indem wir uns darauf fokussieren und die Störfaktoren vermeiden. Also – bleiben Sie am Ball!

Ich wünsche Ihnen von Herzen, dass einige Tipps dabei sind, die Ihnen wirklich guttun. Lassen Sie sich nicht unterkriegen, weder von Zeitdruck noch von einem übellaunigen Chef.

Verankern Sie sich in Ihrer Zentrierung wie in einem Bollwerk.

Und … verlieren Sie niemals, wirklich niemals, Ihren Humor!

Mein Chef meinte, ich wüsste nie, wann ich meine Kompetenzen überschreite. Daraufhin habe ich ihn gefeuert.

Manchmal sitze ich stundenlang in Meetings und überlege, wie sie wohl den großen Tisch ins Zimmer bekommen haben.

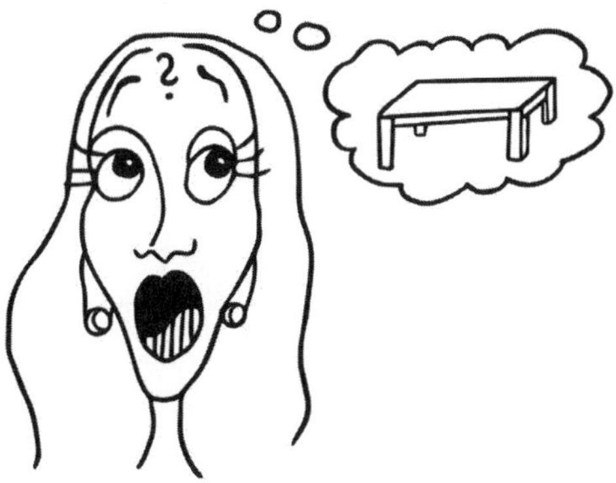

Mein PC macht nur noch Großbuchstaben. »Hast du mal die Feststelltaste gedrückt?« – »Haha, nein, das habe ich ganz allein bemerkt.«

Im Job bewege mich oft am Rande der Egalität.

Sagt ein Kollege zu seinem Tischnachbarn: »Hast du schon gehört: Unser Chef ist verstorben.« – »Ja«, entgegnet sein Tischnachbar, »aber weißt du vielleicht, wer mit ihm gestorben ist?« – »Wieso mit ihm?«, fragt der Kollege erstaunt. »Na, da stand doch in der Todesanzeige: Mit ihm verstarb einer unserer fähigsten Mitarbeiter.«

Über die Autorin

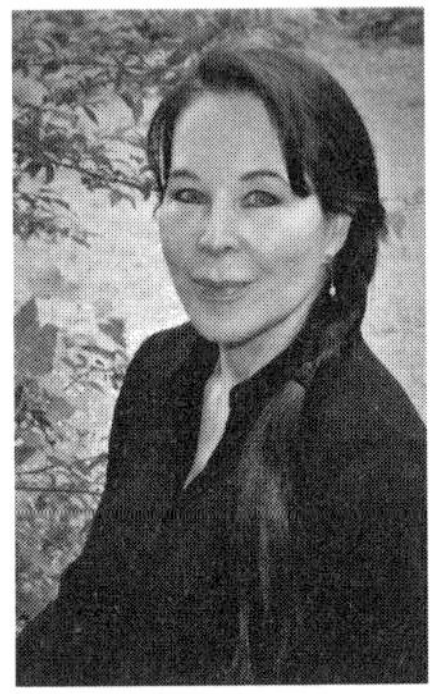

Die Autorin und Sprecherin der Audio-Downloads, Gabriele Rossbach, ist ausgebildete Pädagogin, Entspannungstherapeutin, Yoga- und Meditationslehrerin, Autorin und freie Journalistin. Sie lebt in Aachen und leitet seit 1994 Seminare in den Bereichen Meditation, Yoga, Psychosomatik und Stressbewältigung. Aufgrund der langjährigen Praxiserfahrung ergeben sich immer wieder Anfragen der Seminarteilnehmer zur Aufarbeitung persönlicher Probleme. Daraus entstand zusätzlich die Arbeit als persönliche Beraterin und Coach mit Menschen an ihren individuellen Problemen. Die Bücher zu den verschiedenen Themen sind daher immer sehr lebensnah und praktisch anwendbar.

Anwendung findet dabei ein breites Spektrum an psychotherapeutischen, meditativen und spirituellen Methoden, das auf die jeweiligen Bedürfnisse abgestimmt ist. Angewandt werden NLP, mentales Training und die kognitive Therapie, außerdem Yoga und Pranayama, Achtsamkeitsmeditation, visuelle Meditationen, Advaita-Praxis, Zentrierungspraxis, buddhistische Metta-Meditation (Herz- und Liebes-Meditationen). Als Grundlage dient sowohl den Lesern als auch den Teilnehmern ein kurzes, aber intensives Training in Tiefenentspannung durch autogenes Training oder der Tiefenentspannung nach Jacobson. Ein weiterer Schwerpunkt für die Stärkung der Psyche ist die zentrierende Meditation.Die wichtigsten Themen der therapeutischen Meditationen sind Ich-Kraft, Zentrierung und Präsenz, Stärkung des Selbstwertgefühls und des Selbstbewusstseins.

Weitere Information: www.gabriele-rossbach.de

Stichwortverzeichnis